Best of Pflege

Mit „Best of Pflege" zeichnet Springer die besten Masterarbeiten und Dissertationen aus dem Bereich Pflege aus. Inhalte aus den etablierten Bereichen der Pflegewissenschaft, Pflegepädagogik, Pflegemanagement oder aus neuen Studienfeldern wie Health Care oder Ambient Assisted Living finden hier eine geeignete Plattform. Die mit Bestnote ausgezeichneten Arbeiten wurden durch Gutachter empfohlen und behandeln aktuelle Themen rund um den Bereich Pflege. Die Reihe wendet sich an Praktiker und Wissenschaftler gleichermaßen und soll insbesondere auch Nachwuchswissenschaftlern Orientierung geben.

Weitere Bände in der Reihe http://www.springer.com/series/13848

Oliver Proksch

Wahrnehmungszentrierte Didaktik in der Pflegeausbildung

Lehrkompetenzen der Hattie-Studie in der Pflegepädagogik umsetzen

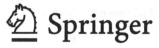 Springer

Oliver Proksch
Wiener Neudorf, Österreich

ISSN 2569-8605   ISSN 2569-8621   (electronic)
Best of Pflege
ISBN 978-3-658-24747-8   ISBN 978-3-658-24748-5   (eBook)
https://doi.org/10.1007/978-3-658-24748-5

Die Deutsche Nationalbibliothek verzeichnet diese Publikation in der Deutschen National-
bibliografie; detaillierte bibliografische Daten sind im Internet über http://dnb.d-nb.de abrufbar.

Springer ist ein Imprint der eingetragenen Gesellschaft Springer Fachmedien Wiesbaden GmbH
und ist ein Teil von Springer Nature
Die Anschrift der Gesellschaft ist: Abraham-Lincoln-Str. 46, 65189 Wiesbaden, Germany

Geleitwort

Wenn wir vom Einfluss des Bildungssystems auf die Entwicklung von Menschen sprechen, kommt rasch der Punkt, an dem wir darüber nachdenken, was guten Unterricht ausmacht. Hier geht es schnell um methodisch-didaktische Überlegungen – um Diskussionen, welcher Inhalt in welcher Form zu vermitteln ist. In einer Zeit, in der über inklusive Bildung gesprochen wird und Individualisierung und Differenzierung zentrale Kernelemente guten Unterrichts darstellen, sind Überlegungen darüber, wie Lehrpläne entrümpelt werden können, wie Methoden vielfältiger und verschiedenen Lerntypen und Individuen entsprechend eingesetzt werden können, unabdingbar um Lernprozesse zu unterstützen.

Vor dem Hintergrund einer zunehmend heterogenen Schülerschaft kann die Erprobung neuer didaktischer Ansätze für Lehrpersonen eine Herausforderung sein, zudem – wie oben festgestellt – auch der Lernende selbst in den Mittelpunkt der Lehre gestellt werden soll. Wenn neben dieser Thematik aber auch noch die Lehrperson an sich als zentrales Element – und als wesentliche Einflussgröße auf die Bildung von Menschen – betrachtet wird, geschieht etwas Zentrales: Methode und Didaktik werden als nicht losgelöst von der Lehrperson gesehen.

Wenn wir also über den Einfluss des Bildungssystems auf die Entwicklung von Menschen nachdenken, dann darf neben den institutionellen Einflüssen vor allem die Bedeutsamkeit der Lehrperson für die Herausbildung sozial-emotionaler Verhaltensweisen, für Denk- und Glaubensmuster und für kognitive Prozesse nicht aus den Augen geraten. Und so findet sich in der nachfolgenden Arbeit u.a. auch die hochspannende Verbindung von Mensch, Methode und Didaktik.

Es werden beim Leser Fragen danach geweckt, ob es Menschen gibt, die von ihrer gesamten Persönlichkeit zur Lehrerin/zum Lehrer geboren sind. Auf die Frage, was das für Menschen sein könnten, sind es wohl – einfach ausgedrückt – Menschen, die ihr Fach kennen und lieben sowie eine grundsätzliche Liebe zum Menschen und zur Lehre aufweisen. Es sind wohl auch Menschen, die eine inhaltliche Expertise vorweisen können. Vor allem aber sind es Menschen, die mit Leidenschaft und Engagement Bildungsprozesse und Begeisterung bei anderen in Gang setzen.

Prof.in Mag.a Dr.in Ulrike Sixt

Vorwort

„Und das heiße mir aller Dinge unbefleckte Erkenntnis,
daß ich von den Dingen nichts will:
außer daß ich vor ihnen da liegen darf
wie ein Spiegel mit hundert Augen." –
Friedrich Nietzsche

Eigentlich hat alles - vor allem die Überlegung „was denn gute Didaktik tatsächlich ist", wie sie entsteht, wer sie macht und was sie bewirkt - mit meinen Schülerinnen und Schülern begonnen. In einer Unterrichtseinheit, deren methodischer Aufbau heute gerne als „Inverted Classroom" bezeichnet wird. Hierbei wurden vor dem Unterricht über verschiedene Medien Informationen eingeholt, um diese anschließend zu präsentieren und zu diskutieren. Im Unterrichtsfach „Gesundheitsförderung und Gesundheitserziehung" ging es darum, die politische und wirtschaftliche Stellung der WHO, aufgrund ihrer Finanzunterstützung durch Pharmakonzerne, zu bewerten. Das affektive Ziel war es das eigenständige Denken, das bilden einer auf Evidenz basierenden Meinung und das Vertreten eigener Ideale zu fördern.

Wie nicht anders zu erwarten war, ging es bei der Präsentation der Ergebnisse heiß her. Die Diskussion war schwer in Zaum zu halten und schnell wurde es laut und emotional. Die „Alphas" der Klasse, die informellen Führer, waren rasch auszumachen. Ebenso jene, die ihre Überzeugung wie eine Fahne im Wind schnell einmal in jede Richtung flattern ließen. Meine Aufgabe in dieser Diskussionsrunde war es den Schüchternen und Redeschwachen zu Hilfe zu kommen. Sie aufzumuntern, ihre eigene, unvoreingenommene Meinung zu erfragen, ihnen den Mut und die Unterstützung zukommen zu lassen, dies auch kundtun zu können, war wesentlich. Andererseits mussten die Lauthalsen gebremst werden, um ihnen die Möglichkeit zu geben frische und neue Ideen in ihre vorgefertigte Meinung mit einbeziehen zu können. Die unentschlossene Masse, die sich durch rassige Sprüche und Polemik leiten ließ, musste dazu bewegt werden eine Entscheidung zu treffen, zu der sie auch in aller Öffentlichkeit stehen konnte. Und die ganz Intelligenten, die alles wussten, aber in ihrem komplexen Denken nicht in der Lage waren ihre Überlegungen so auszudrücken, dass es allgemein verständlich war, denen musste mit der Wahl der richtigen Worte geholfen werden.

Irgendwie gelang uns der Spagat zwischen Meinungsbildung, Unterricht und dem Entdecken einer herrlich intensiven, wertschätzenden und achtsamen Art das

Verhältnis untereinander zu intensivieren. Die Zeit verging so rasch, dass wir allesamt nicht mitbekamen bereits die Pause überschritten zu haben. Und selbst der Kollege, der verwundert in „seine" nächste Unterrichtseinheit kam, war von der Reife und Tiefe der Diskussionsbeiträge unserer Schülerinnen und Schüler begeistert. Der intensive Meinungsaustausch dauerte noch gut zwanzig Minuten an.

Letztendlich konnten wir feststellen, dass die Klasse aufgrund ihrer gut ausgearbeiteten Vorbereitung mehr über Struktur und Aufbau der WHO gelernt hatte, als dies im Frontalunterricht möglich gewesen wäre. Durch die emotionale Beteiligung wurde das Wissen viel tiefer im Langzeitgedächtnis verankert. Der Wille, wie in einem Krimi, „die Wahrheit" herauszufinden, inspirierte viele nach dem Unterricht noch weiter zu recherchieren, um Antworten zu finden. Alle wurden gefordert und jede und jeder Einzelne bei der Diskussion dort abgeholt, wo der jeweilige Wissensstand war. Der Unterricht war kurzweilig und letztendlich entstand danach ein respektvollerer und sehr wertschätzender Umgang miteinander. Die Schülerinnen und Schüler gingen mit einem „guten Gefühl" aus dem Unterricht. Sie waren Zeuge ihrer eigenen Entwicklung. Sie konnten beobachten und erkennen, dass sich im Unterricht etwas an und in ihnen geändert hatte. Sie waren in der Lage das eigene Lernen zu beobachten.

Ein großer Teil des Grundwissens war zu Unterrichtsbeginn bei den Lernenden bereits präsent und die Lehrperson war nur Spiegel, wie in Zarathustras Gleichnis der unbefleckten Erkenntnis. Multiplikator zu sein, nichts zu wollen oder zu fordern, der Entwicklung freien Lauf zu lassen, scheint mancher Lehrperson vielleicht bereits als gewagt. Dies darf jedoch nur ein erster Schritt sein. Ziel ist es, die individuelle Wahrnehmung nicht nur, wie in Nietzsches Spiegel, hundertfach zu reflektieren, sondern im richtigen Moment auch aktiv in das Geschehen einzugreifen. Denn nur, „...wer über sich hinaus schaffen will, der hat mir den reinsten Willen!", wie Zarathustra bemerkt. Der Wille etwas zu ändern ist der Schlüssel. Die aktive Handlung der Lehrperson bedeutet erst den Schritt vom Wissen zum Verständnis, weiter zum Können und letztlich zur Freude an der neuen Erkenntnis.

Mein Dank für Inspiration, Ermutigung und Unterstützung auf der Suche nach einer wahrnehmungszentrierten Didaktik gilt, neben allen, die mich dabei begleitet haben, in erster Linie meinen Schülerinnen und Schülern. Sie sind Ursprung und Zweck jeden didaktischen Handelns, sie sind die, um die es letztendlich geht. Sie sind aber vor allem diejenigen, die mit Fug und Recht einen guten Unterricht einfordern dürfen.

Oliver Proksch

Inhaltsverzeichnis

Abbildungsverzeichnis

Abbildungsverzeichnis

Abstract

Das Berufsbild der Pflege befindet sich derzeit im Wandel. Mit der zunehmenden Akademisierung und dem gesetzlich festgelegten Kompetenzbereich im gehobenen Dienst, ist ein auf Evidenz basierendes Wissen, Können und Handeln unumgänglich geworden. Besonders in der Ausbildung kommt es darauf an, Inhalte lösungs-, handlungs- und zielorientiert zu vermitteln. Dies verlangt von Lehrenden neue, effektive, aber auch umsetzbare didaktische Ansätze zu erforschen, zu erproben und zu evaluieren. Didaktische Kommunikation kann auf vielen Ebenen gestaltet werden.

Ein derzeit kaum erforschter Bereich ist die individuelle Wahrnehmung von Wissen durch Lernende. Das unterschiedliche Erfassen der Umwelt steht im Bereich der Pflegedidaktik aktuell nicht zur Diskussion. Ziel dieser Arbeit ist es, Lehrenden plausible und auf Wahrnehmung zentrierte Lösungsansätze vorzustellen, die für sie im Unterricht praktisch verwendbar sind. Als Ausgangsbasis dienen die Ergebnisse der Domäne „Die Beiträge der Lehrperson" (Lehrkompetenzen) der Hattie-Studie, deren praktische Umsetzungsmöglichkeiten diskutiert werden. Eine notwendige Darstellung, wie individuelles Wahrnehmen und Erfahren entsteht, bildet eine weitere Grundlage der Diskussion. Es wird festgestellt, inwieweit ein Zusammenhang zwischen den Lehrkompetenzen und einer wahrnehmungszentrierten Didaktik besteht. Das Zusammenführen dieser Fakten und der Abgleich mit dem Verständnis einer selbst konstruierten Erlebenswelt, führen zu einer neuen didaktischen Sichtweise. Darauf aufbauend wird dargestellt, wie wahrnehmungszentrierte Didaktik aus konstruktivistischer Sicht in der Pflegeausbildung etabliert werden kann. Es ergibt sich somit eine Schnittmenge an Strategien und kommunikativen Möglichkeiten. Diese zeigen, wie man, mit einer neuen Zielausrichtung im Unterricht, Einfluss nehmen kann. Durch diese Vorgehensweise besteht die Möglichkeit, Wahrnehmung und Lernerfahrung aus einem neuen Blickwinkel zu betrachten, nämlich dem der Lernenden.

Abstract

The professional profile of graduated nursing precisely is in times of drastic changes. By further academization and the field of competences for graduated nurses, which is set by law, evidence-based knowledge, skills and acting becomes inevitable. Especially for education it is necessary to mediate contents in a solution-, activity- and goal-oriented way. Therefore, teaching is needed to research, try and evaluate new, effective, but also practicable methods to impart knowledge, interpersonal skills and self-awareness. Didactical communication can be set on multiple levels.

Individual perception of knowledge by students is a hardly explored domain at the moment. At present the completely individual and different detecting of our environment have no bearing on teaching graduated nurses meanwhile giving lessons. The purpose of this paper is to demonstrate logical solutions, that can be used during the lesson. Based on the results of the Hattie-study the contributions from the teachers and the impact in practice are discussed. The next step is the necessary illustration of 'how perception and experience works'. The context of teaching competences and perception centered didactic will be explored. Bringing all the facts together and matching them with the understanding from a self-constructed world of experience, leads to a new didactical view. Built up on these facts, it is proved, how perception centered didactic in nursing works in a radical-constructivistic way. Finally, an interception of strategies will remain. This focus on a new target shows, how a different kind of thinking and communication affects a high producing relationship between teachers and students. Proceeding this, is a new possibility to watch perception and to learn from a different view: the view of our students!

1 Einleitung

Wer dem Wesen von Sprache und Kommunikation auf den Grund gehen möchte, stößt unweigerlich auf Ludwig Wittgenstein. Wenn es um Klarheit, Transzendenz und Zielgerichtetheit geht, kommt man an ihm nicht vorbei. So bringt er beispielsweise in seinen „Philosophischen Untersuchungen" (vgl. ebd. 1999, § 11.) anhand eines Werkzeugkastens die Funktion von Sprache mittels eines simplen Beispiels auf den Punkt. Er vergleicht Worte mit verschiedenen Arten von Gegenständen, die zwar oft ähnlich sind, jedoch letztendlich einem unterschiedlichen Zweck dienen. Dieses Gleichnis stellt einerseits ein geniales philosophisches Gedankenspiel dar, da er die Philosophie per se als verwirrend bezeichnet. Andererseits beweist er damit ein ungemein didaktisches Feingefühl. Von der pragmatischen Seite holt er sein Gegenüber auf einer praktisch verständlichen Ebene ab, indem er das Bild eines Werkzeugkoffers in das Bewusstsein ruft. Kognitiv verweist er darauf, Ähnlichkeiten der verschiedenen Werkzeuge zu erkennen und indem er betont wie sehr es auf die richtige Verwendung dieses Werkzeugs ankommt, spricht er eine emotionale Ebene an. Somit hat er zum einen die didaktische Trias Johannes Pestalozzis, „mit Kopf, Herz und Hand" (vgl. ebd. 1872, S. 208), umgesetzt. Zum anderen eine Aussage über ein didaktisches Grundprinzip getätigt, nämlich die Wichtigkeit der richtigen Verwendung von Sprache in der Kommunikation. Letztlich fällt aufmerksamen LeserInnen noch auf, dass der Vergleich von Sprache und Werkzeug - das Sprachwerkzeug - allen, die mit Sprache zu tun haben, den Aphorismus offeriert die Sprachkunst mit harter Arbeit gleichzusetzen. Balsam auf der Seele von Unterrichtenden, SchriftstellerInnen und Gauklern!

Trotz aller intellektueller Meisterleistungen war Wittgenstein jedoch das, was man heutzutage mit Fug und Recht einen eher zweitklassigen Lehrer bezeichnet. Zumindest während seiner Zeit an mehreren Grundschulen in Niederösterreich, vor seinem philosophischen Wandel. Auch wenn er gute Schulleistungen und Kreativität förderte, schlechte Schüler und Schülerinnen hatten bei ihm harte Strafen zu befürchten. Nachdem er, infolge von Streit und Handgreiflichkeiten, psychisch destabilisiert, letztlich sogar einen Schüler ohnmächtig schlug, musste er wohl selbst erkennen wie groß der Unterschied zwischen Theorie und Praxis ist und quittierte sein Lehrerdasein (vgl. Monk 1991, S. 232). Dennoch brachte er in Folge die Lust und Liebe auf, in Cambridge zu unterrichten und erforschte die Philosophie der Wahrnehmung. Dieses Beispiel zeigt klar, dass nicht jeder Genius sich allen Kommunikations-

© Springer Fachmedien Wiesbaden GmbH, ein Teil von Springer Nature 2019
O. Proksch, *Wahrnehmungszentrierte Didaktik in der Pflegeausbildung*,
Best of Pflege, https://doi.org/10.1007/978-3-658-24748-5_1

partnerInnen gleich mitteilen kann. Genialität bedeutet somit nicht, dass man fähig ist dieses Wissen für andere annehmbar zu vermitteln. Andererseits benötigt eine gute Lehrkraft keinen Ruhm. Der intrinsische Faktor didaktisch genau den Punkt zu erreichen, der eine ganze Klasse begeistert und mitreißt, liegt offensichtlich woanders.

Was ist nun das Besondere, das „gewisse Etwas", das eine guten Lehrkraft ausmacht? Welche Fähigkeiten benötigt man um den Geist von Studierenden anzuregen, zu potenzieren, oder einfach nur Entwicklung zu fördern? Wie muss Bildung gestaltet werden, um einen optimalen Nutzen für Studierende erlangen zu könne? Vor allem: welche „Sprache" müssen Lehrende sprechen, um von ihren Schützlingen verstanden zu werden? Bei diesem nahezu endlos erweiterbaren Fragenpool sehen wir, dass es der Bildungsforschung keineswegs um Theorie geht. Tatsächlich gute PädagogInnen wollen praktische, umsetzbare, funktionale Mittel um ihren Unterricht zu optimieren. Sie wollen sich weiterbilden und entwickeln. Sie wollen nicht die Persönlichkeit der Studierenden ändern, sondern die eigenen Unterrichtsmethoden anpassen, um die Liebe und die Leidenschaft zu ihrem eigenen Stoff besser vermitteln zu können (vgl. Bossard 2017, o.S.). Die Theorie darf dann gerne als Beweis dienen, sie darf untermauern, festigen und unterstützen. Derzeit gibt es eine Vielzahl an Publikationen, Online-Foren und Didaktik-Kursen selbsternannter Spezialisten: sucht man auf der Plattform Google „pädagogische Kurse", kommt man auf 734.000 Einträge. Trotz dieses vielfältigen Angebots scheint die Wissenschaft in diesem Bereich immer noch auf der Suche nach einem heiligen Gral zu sein.

Jemand, der versucht auf wissenschaftlicher Basis ein Licht in das Dunkel didaktischer Irrwege zu bringen, ist John Hattie. Der neuseeländische Schul- und Lernforscher hat in mehr als 15-jähriger Arbeit eine Synthese von Metastudien geschaffen. Er hat mit seinem Team eine Datenbank erstellt, in der er die Ergebnisse von mittlerweile über 960 Metastudien vergleicht. Dies spiegelt einen Datenumfang von mehr als 50.000 Einzelstudien und Erhebungen wieder, bzw. entspricht einer Befragung von über 260 Millionen Lernenden (vgl. Hattie 2013, S. 3). Das daraus entstandene Ergebnis ist „Visible Learning" (vgl. Hattie 2009): die Zusammenfassung in Buchform, der Vergleich und die Analyse aller derzeitig bekannten Metastudien über das Lernen. Es gibt kaum eine Studie im Bereich der Pädagogik, die nicht genauer untersucht, kontroverser diskutiert und kritischer hinterfragt wurde. Der Grund für diese Polarisierung liegt nach Meinung von Klaus Zierer (vgl. ebd. 2015, S. 9f.), dem Übersetzer von „Visible Learning" ins Deutsche, daran, dass viele LeserInnen nicht die ganze Studie mit der von ihr transportierten Erkenntnis analysieren. Vielmehr holen sich viele nur Teile heraus, die ihnen angenehm erscheinen. Sie hinterfragen den Zusammenhang zu wenig. Wie bei jeder Datenanalyse kann das Ergebnis auf vielerlei Art interpretiert werden. Seriöser Weise warnt Zierer immer wieder vor einem „Fastfood-Hattie". Schnelle und bequeme Lösungen gibt es in der Didaktik nicht. Es geht um Bildung, nicht um rasche Umsetzung. Die Studie belegt klar, dass die Kompetenzen der Lehrpersonen einen wesentlichen Baustein zum Lernerfolg darstellen.

Um Lehrenden einen plausiblen Lösungsansatz zum Verständnis von Wahrnehmung anbieten zu können, ist eine erkenntnistheoretische Grundlage erforderlich. Es muss somit erkannt werden, wie Information von Studierenden aufgenommen und umgesetzt wird. Von der Annahme ausgehend, dass das Erkennen der Umwelt von jedem Individuum anhand seiner Eindrücke und Wahrnehmungen individuell interpretiert wird (vgl. von Foerster/Pörksen 2016, S. 16), bietet der Radikale Konstruktivismus einen theoretischen Rahmen, der Hatties Aussagen über Lehrkompetenzen sehr entgegenkommt. „Theoretischer Rahmen" soll in diesem Zusammenhang bedeuten, dass verständlich dargelegt werden muss wie „das System Wahrnehmung" funktioniert. Zu unterrichten ohne sich überlegt zu haben, wie die weitergegebene Informationen aufgefasst werden können, ist ein heikles Unterfangen. Es besteht immer die Gefahr falsch verstanden zu werden und daher am Ziel vorbeizulaufen. Professionelles pädagogisches Handeln setzt voraus, dass man sich der Interpretationsmöglichkeiten von Studierenden bewusstwird. PädagogInnen, die erkannt haben, wie sie die Entwicklung und Neugierde ihrer Klasse fördern können ohne sie zu manipulieren, werden den größten Erfolg haben. Lernende profitieren durch selbstständiges Erarbeiten von Lösungen am meisten (vgl. von Glasersfeld/Voß 2005, S. 34f.). Erst mit der von John Hattie (vgl. ebd. 2015, S. 138) beschriebenen fordernden und ermutigenden Art gelingt es charismatischen Unterrichtenden eine Sprache zu sprechen, die Studierende mitreißt, fesselt und zum Lernen anregt.

In Hatties Studie stellt das Kapitel „Die Beiträge der Lehrpersonen" (vgl. ebd. 2015, S. 130ff.) den wesentlichsten Motivationsfaktor zum Lernen dar. Hier wird eine ideale Ausgangslage geboten, um eine wahrnehmungszentrierte Kommunikation aufzubauen. Somit ist es sinnvoll sich auf diesen Bereich der Metasynthese zu beschränken. Es ist nach Beywl und Zierer (vgl. ebd. 2015, S. XVIf.) effizienter die deutschsprachige Ausgabe von „Visible Learning" zur Umsetzung in unserem Schulsystem zu verwenden. Es wird nicht nur auf eine einheitliche und zielorientierte Übersetzung geachtet, sondern auch fehlende „Barometer" und Kennzahlen ergänzt, sowie auf eine durchgehende Begriffsverwendung geachtet. Die Aktualität wird gewahrt, indem ausschließlich die überarbeitete und erweiterte Letztausgabe aus dem Jahr 2015 herangezogen wird und mit den derzeit verwendeten Lernfeldern der Universitäten und Hochschulen für den gehobenen Dienst in der Gesundheits- und Krankenpflege abgeglichen wird.

Da sich die Metaanalyse ausnahmslos auf das angloamerikanische Pflichtschulsystem bezieht, muss primär geklärt werden, ob die gewonnenen Erkenntnisse auch in der Pflegepädagogik anwendbar sind. Können grundlegende Parameter der Lernerfahrung von SchülerInnen verglichen werden, wird die enorme Datenmenge Hatties zur Richtschnur. Divergiert der Unterricht in der Pflege zu sehr um einen seriösen Vergleich anzustellen, können die Unterschiede der Schulsysteme Antworten auf den Lernerfolg geben. Die erste Frage, die sich somit stellt und der in dieser Arbeit nachgegangen wird, bezieht sich auf den explorativen Ansatz einer optimalen Lernunterstützung:

> Besteht generell ein Zusammenhang von Hatties Lehrkompetenz, Didaktik und der Wahrnehmung von Lernenden?

LehrerInnen müssen nach Hattie (vgl. ebd. 2015, S. 141) bei ihrem Unterricht mitreißend und authentisch sein, somit zu ihren Schülern eine Beziehung aufbauen. Dies sollte eine optimale Voraussetzung für PflegepädagogInnen darstellen, die aus der Praxis kommen! Die daraus resultierende zentrale und zweite Frage der vorliegenden Arbeit, beschäftigt sich mit dem Handeln der LehrerInnen in Auseinandersetzung mit den Gestaltungsmöglichkeiten hinsichtlich der Umsetzung:

> Wie kann Unterricht im Bereich der Gesundheits- und Krankenpflege auf Wahrnehmung zentriert und radikal-konstruktivistisch umgesetzt werden?

Es gilt herauszufinden, ob es so etwas wie ein pflegedidaktisches Methodenpool zur Unterstützung der Wahrnehmung gibt. Die diversen Lernfelder und Unterrichtsschwerpunkte benötigen nicht gleiche didaktische Unterrichtsansätze. Es besteht die Möglichkeit, dass der Lernstoff selbst oder dessen Komplexität überhaupt nicht für den Lernerfolg von Bedeutung ist. Wenn es nach Hatties Analyse zu einem Großteil auf die Haltung der Lehrperson ankommt (ohne die Komplexität der Hattie-Studie zu vereinfachen!), kann annähernd jeder Stoff schülerorientiert vermittelt werden. In der Metasynthese werden jedoch auch viele Bereiche bewusst nicht integriert. Nämlich diejenigen, die seitens der Schule nicht beeinflusst werden können (vgl. Hattie 2015, S. XXXIX). Hattie ist es bewusst, dass beispielsweise das soziale Umfeld und die finanzielle Lage von Schülern wesentliche Faktoren des Lernerfolges darstellen. Schule kann jedoch nicht die Aufgabe der Politik übernehmen. Sie muss bei ihrer Kernaufgabe bleiben, nämlich Wissen zu vermitteln.

Die Einführung in das wahrnehmungszentrierte Lernen (bzw. die Umsetzung der daraus gewonnenen Erkenntnisse) soll es Lehrenden ermöglichen, die Reflexion der eigenen Wahrnehmung zu fördern um eine Lernoptimierung bei den Studierenden zu erreichen. Das Ziel muss praktisch umsetzbar bleiben, wie es Ernst von Glasersfeld bereits im Interview mit dem Schulpädagogen Reinhard Voß (vgl. von Glasersfeld/Voß 2005, S. 35) für das Lebenswerk Maria Montessoris erkannte. PädagogInnen benötigen kein Patentrezept, das es gar nicht geben kann. Sie benötigen eine Richtschur zur Orientierung. Semantische Barrieren zwischen Lehrenden und StudentInnen sollen abgebaut werden, indem die Kommunikationsebene des Unterrichts verändert wird. Lernen muss Spaß machen: sowohl den Studierenden, als auch den Lehrpersonen!

Der aus dieser Analyse resultierende fakultative Nutzen entsteht durch eine metaorientierte Diskussion darüber, wie wahrnehmungszentrierte Didaktik den Lernerfolg in der Ausbildung von Gesundheits- und Krankenpflegepersonen verändert. Eine Schule oder Hochschule wird unter anderem an der Exzellenz ihrer Unterrichtenden und der Qualität des Unterrichts gemessen, auch wenn viele Universitätsbewertungen, wie z.B. das Shanghai-Ranking, forschungsorientiert sind. Aufgrund der Kosten intensität von Forschungsaufträgen sind die Ausbildungsstätten in weiten Bereichen auf Sponsoren ihrer altgedienten Alumni angewiesen, die wiederum ihre eigene Alma-Ata unterstützen. Es kommt in dieser Hinsicht oft zu einem Finanz-Ranking-Kreislauf, wie am Beispiel der nordamerikanischen Ivy-League-Universitäten zu sehen ist (vgl. Maaß 2015, o.S.). Der Vorteil wahrnehmungszentrierter Didaktik für die eigene Institution ergibt sich aus einem entstehenden Methodenpool für LehrerInnen, sich modern und ressourcenoptimiert zu präsentieren. Moderne Unterrichtsgestaltung macht Spaß und ermutigt das LehrerInnenteam neue Wege zu gehen. Persönlich wird mit der Reflexion des eigenen Handels und damit einhergehender Optimierung, Effizienz und Steigerung der Prozessqualität ein Mehrwert erzielt. Soziale Kompetenz, Empathie und Hingabe können zu erlern- und trainierbaren Attributen werden.

Zu Beginn aller Überlegungen steht eine theoretische Grundlage, um eine Chronologie und Nachvollziehbarkeit des Erhebungsablaufes sicherzustellen. Diese bildet die Basis einer „gemeinsamen Sprache" und erläutert Schlüsselbegriffe. Den Mittelpunkt der Darstellung bildet hierbei zum einen die Erläuterung des Begriffes der „Lehrkompetenz" im Sinne John Hatties, sowie die Bedeutung dieses Begriffes im Kontext der gesamten Metasynthese. Hierbei werden die Ergebnisse aus den Lehrkompetenzen der Hattie-Studie mit dem Begriff „wahrnehmungszentriert" verglichen. Zum anderen werden didaktische Fähigkeiten in der Pflegeausbildung definiert und aus radikalkonstruktivistischer Sicht beleuchtet. Auch das Einbringen der Begriffe „Lehrkompetenz" und „wahrnehmungszentriert" in den modernen Pflegealltag wird dargestellt. Die Diskussion der Begriffe soll aufzeigen, wie wichtig es für Lehrende ist, außer der Eigenen auch die Sichtweise von Studierenden einnehmen zu können und stellt einen wesentlichen Teil dar um die Literaturanalyse korrekt interpretieren zu können. In Folge wird mittels des Verständnisses von Wahrnehmung aus Sicht des Radikalen Konstruktivismus die aufgeworfene Problematik aufgearbeitet. In einem Theorie-Praxis-Transfer werden Lösungsansätze vorgeschlagen und erörtert. Zuletzt werden die Ergebnisse zusammenfassend dargestellt.

2 Von der Lehrkompetenz zur wahrnehmungszentrierten Didaktik in der Pflege

Bei erster Betrachtung haben die Begriffe der Lehrkompetenz und der wahrnehmungszentrierten Didaktik nicht viel gemeinsam. Man könnte der Annahme verfallen, dass der erste Begriff eine reine Eigenschaft von Lehrkräften beschreibt, der zweite sich auf die Notwendigkeit bezieht Studierende zu unterstützen. Es sollte jedoch in diesem Zusammenhang bedacht werden, dass Unterricht, wie jede Form der Kommunikation, eine Symbiose von geben und nehmen, sprechen und zuhören, schreiben und lesen, etc. darstellt. Daraus lässt sich ableiten, dass es im Unterricht, wie bei anderen Arten der Interaktion, keine Trennung von Subjekt und Objekt gibt. Ab dem Moment, in dem man sich ein anderes denkendes Wesen bereits nur vorstellt, beginnt man zwangsläufig ihm sein eigenes Subjekt unterzuschieben (vgl. Kant 1878a, S. 302). Die Vorstellung einer anderen Gedankenwelt impliziert zwangsläufig die eigene, subjektive Wahrnehmung. Das eine bedingt unweigerlich das andere. Somit werden gute Lehrkräfte durch ihre Studierenden mit definiert und umgekehrt. Genau aus diesem Grund setzt wahrnehmungszentrierte Didaktik Kompetenz voraus, nämlich jene Lehrkompetenz, die in der Hattie-Studie beschrieben wird.

2.1 Die Hattie-Studie und die Relevanz der gewonnenen Daten

Die „Metasynthese" von John Hattie gilt derzeit als populärste aktuelle Studie im Bereich der Erziehungs- und Bildungswissenschaften. Sie wird aufgrund ihrer globalen Datensammlung in vielen Bereichen mit anderen bekannten internationalen Untersuchungen, wie beispielsweise dem Program for International Student Assessment (der PISA-Studie) gleichgestellt (vgl. Spiewak 2013, S. 1).

Das Problem einer derartigen Datenflut, mit der man bei einer solchen Analyse konfrontiert ist, ergibt sich aus den starken Unterschieden der gewonnenen Werte und Erkenntnisse. Einzelnen Studien waren nie darauf ausgelegt Teil eines größeren Ganzen zu werden. Sie haben alle anderen Parameter, Richtwerte, Normen, Einschränkungen, etc. Wenn schon die Uneinheitlichkeit (und damit die Schwierigkeit eines Vergleiches) das Problem von Metastudien ist – wie komplex wird es dann erst bei der Synthese all dieser vorhandenen Daten? Hattie stellt sich also (vgl. ebd. 2015, S. 9) die Frage, wie man ein einziges, allen Studien gerecht werdendes Maß für Leistungseffekte in der Schule schaffen kann. Es geht somit alleine um das Erkennen

© Springer Fachmedien Wiesbaden GmbH, ein Teil von Springer Nature 2019
O. Proksch, *Wahrnehmungszentrierte Didaktik in der Pflegeausbildung*,
Best of Pflege, https://doi.org/10.1007/978-3-658-24748-5_2

quantitativ erfassbare Möglichkeiten. Man benötigt eine Messmethode der Schulleistung. Das Ziel ist es Leistung anhand eines Kontinuums darzustellen.

2.1.1 Die Auswertung der Daten in „Visible Learning"

Stellt man sich ein Kontinuum als unendliche Gerade vor, so kann man an ihr einen zentralen Ausgangspunkt, einen Nullpunkt definieren. Das ist bei „Visible Learning" jener Bereich des Lernens, an dem keine Veränderung feststellbar ist. Von diesem gedachten Referenzwert, geht Hatties Kontinuum in der einen Richtung (links) davon aus, dass es zu einer Verschlechterung der Lernleistung gekommen ist, auf der anderen Seite (rechts) weist die Studie einen positiven Erfolg aus. Diese Definition eines Referenzpunktes, sowie eine zweidimensionale Vorstellung der Auswirkung ist an und für sich noch schlüssig nachvollziehbar. Die weit komplexere Folge daraus bildet der eindimensionale Ausdruck der Leistung durch eine Zahl.

Die Schwierigkeit beim Darstellen von Lernleistung beginnt bei der Skalierung. Wer Messergebnisse evidenzbasiert sichtbar machen will, benötigt definitive Zahlen, deren Herkunft belegbar, ist. Die Herausforderung besteht somit zuerst darin zu definieren, „wieviel" gute Lernleistung ist und dieses Ergebnis dann auch wissenschaftlich auf ein solides Fundament zu stellen. Die neuseeländischen Wissenschaftler begegnen der Problematik insofern, dass sie alle gesammelten Variablen auf Effektstärken umrechnen.

Der Begriff der Effektstärke wurde zu einem wesentlichen Teil vom amerikanischen Psychologen Jacob Cohen (vgl. ebd. 1988, S. 20ff.) geprägt. Seine Interpretation des Begriffes („Cohens d") berechnet die Mittelwertunterschiede von Datensätzen. Er entwarf damit eine Methode um große, meist sehr unterschiedliche Datenmengen, vergleichbar darzustellen. Vor allem im Bereich der Sozialwissenschaften hat sich dieses Verfahren etabliert. Es geht hier um den praktischen Nutzen und die Umsetzbarkeit, ohne jedoch die statistische Beweisbarkeit außer Acht zu lassen. Man spricht bei dieser Methode somit von der Wirksamkeit einer Handlung. Nach Auffassung des deutschen Wirtschaftswissenschaftlers Martin Eisend (vgl. ebd. 2014, S. 12ff.) gibt es verschiedene Formen von Effektstärken, deren Unterschied auf den diversen statistischen Kennwerten und den daraus folgenden Auswertungsmethoden basieren. Bei der Hattie-Studie stellt jedoch die Mittelwertdifferenz die zentrale Berechnungsgröße dar, womit das „Cohen d" als ideale Messgröße fungieren kann. Da die Ergebnisse einzelner Primärstudien jedoch in vielen Bereichen stark divergieren, müssen diese erst umgewandelt werden, um eine Vergleichbarkeit sicherstellen zu können. In solchen Fällen ist es zulässig, dass Ergebnisse auch transformiert, bzw. approximiert (geschätzt) werden (vgl. Eisend 2014, S. 12). Es geht Hattie bei der Erhebung von Effektstärken somit darum, ein gemeinsames, einheitliches Maß für die Effektivität einer großen und unterschiedlichen Anzahl von Methoden zu finden. So können diese vergleichbar dargestellt werden.

Bei der Verwendung der Effektstärke als Messinstrument steht auch außer Zweifel, dass hier nur Datensätze von $n > 500$ zielführend sind, um aussagekräftige Ergebnisse zu erhalten. Der Grund dafür ist die große und uneinheitliche Datenflut, deren Streuung nur durch Miteinbeziehung der Standardabweichung dargestellt werden kann. Da Standardabweichungen (gerade im sozialpädagogischen Bereich) normalerweise unbekannt, oder nicht erhebbar sind, wird häufig mit Stichproben gearbeitet. Auf diese Art entsteht der Begriff „Standardabweichung für die Stichprobe (s)" (vgl. Rumsey 2015, S. 113). Auf die exakte Berechnung der Standardabweichung wird in „Visible Learning" bewusst nicht eingegangen, um das Ausmaß der Zusammenfassung nicht zu sehr auszuwerten. Allerdings wird (vgl. Hattie 2015, S. 10) auf weiterführende Sekundärliteratur verwiesen.

In den meisten lern- und sozialwissenschaftlichen Studien bezeichnet der Wert $d = 1.0$ eine positive Steigerung, die normalerweise (auch von Laien) erkennbar ist. In der Pädagogik wird hierbei im Allgemeinen von einem Lernfortschritt von zwei bis drei Jahren, bzw. von einer Verbesserung der Lernrate um 50 % ausgegangen (vgl. Hattie 2015, S. 9f.). Um Lernerfolge besser darstellen zu können definiert Hattie (vgl. ebd., S. 11f.) den Fortschritt beim Lernen um etwa ein Schuljahr mit $d = .30$. Somit entspricht sein $d = 1.0$ einer Entwicklung von etwa 3,3 Jahren. Vereinfacht könnte man somit sagen, dass eine schulische Maßnahme mit $d = .30$ SchülerInnen im Schnitt um den Erfolg eines Lernjahres weiterbringen, als beim Ausbleiben der Intervention. Im Gegenzug stellt ein negativer Wert eine Verschlechterung des Lernerfolges dar.

Bei fast tausend Metaanalysen hat sich Hattie (vgl. ebd. 2015, S. 10) das Ziel gesetzt vergleichbare Daten zu erlangen. Er geht dafür von zwei verschiedenen statistischen Berechnungsmodellen, bzw. Annahmen aus. Zum einen kann es sein, dass eine vorliegende Metastudie mit einer Interventions- und einer Kontrollgruppe gearbeitet hat. In diesem Fall wird der erreichte Mittelwert ($\bar{x}$) der Kontrollgruppe von dem der Interventionsgruppe abgezogen und durch die Standardabweichung dividiert. Diese Abweichung bezieht sich auf bereits gepoolte Daten, also zusammengefasste Sätze verschiedener Erhebungen. Auf die Art und Weise, wie die Daten vorselektiert wurden, wird in „Visible Learning" nicht explizit eingegangen, ist sogar bei vielen Studien nicht verifizierbar. Kern der Berechnung ist in diesem Fall jedoch der Vergleich von zwei Gruppen: einer, an der eine Handlung vollzogen wurde und eine ohne Intervention.

$$e = \frac{[\bar{x}\,IG - \bar{x}\,KG]}{s}$$

Die zweite Möglichkeit, wenn es keine Kontrollgruppe gibt, ist das Ergebnis vor Beginn der Intervention von dem danach abzuziehen. Das Miteinbeziehen einer eventuell vorhandenen Standardabweichung bleibt gleich.

$$e = \frac{[\bar{x}\,end - \bar{x}\,start]}{s}$$

Auf diese Art und Weise wird die ungeheure Datenmenge transparent gemacht: es wird statistisch dargestellt, welche Auswirkungen eine Intervention auf den Mittelwert des Lernerfolges hat. Werte zwischen $d = .0$ und $.17$ werden generell als klein, bzw. als „Entwicklungseffekte" bezeichnet. Die mittleren Werte bis $d = .4$ werden als „Schulbesuchswerte" dargestellt, entsprechen sie doch der normalen Vermehrung der Lernleistung ohne weiterer Intervention von $\emptyset\ d = .3$. Bei jedem höheren Erfolg geht Hattie von einem großen oder „erwünschten Effekt" aus und alle negativen Auswirkungen werden als „Umkehreffekte" bezeichnet. Betrachtet man nun die 138 von Hattie untersuchten Faktoren, wird man feststellen, dass nicht einmal die Hälfte einen Wert von mehr als .40 aufweist. Dieses Ergebnis sollte jedoch nicht abschreckend wirken, da es sich hierbei immer um Einzelergebnisse handelt. Die Kombination mehrerer wirksamer Maßnahmen wird sich immer potenzieren.

Der ermittelte Wert für die Effektivität einer Maßnahme wird dann, in dem für diese Studie mittlerweile bekannten „Hattie-Barometer" (vgl. Abb. 1), optisch dargestellt, um die Aussagekraft und Vergleichbarkeit zu optimieren.

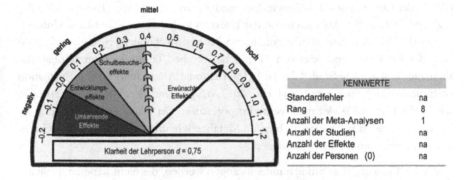

Abbildung 1 - "Hattie-Barometer" am Beispiel Klarheit der Lehrperson
(Quelle: Hattie 2015, S. 150)

Die trügerische Annahme, dass man dann als einzelne Lehrperson einfach alle Maßnahmen ergreift, die einen hohen Effektwert aufweisen und somit „SuperlehrerIn" wird, entpuppt sich jedoch bald als Milchmädchenrechnung, die so nicht aufgehen kann. Der Interpretation von Hatties Daten sind Grenzen gesetzt.

2.1.2 Möglichkeiten, Grenzen und kritische Betrachtung von Hatties Datenanalyse

Oft ist es so, dass der größte Vorteil, der beste Benefit einer Studie, auch ihr schwerwiegendster Nachteil ist. Das Markanteste an Visible Learning" ist zweifellos die unvorstellbar große Datenmenge, die verarbeitet wurde. Dies bringt ihr zum einen die Kritik ein nicht aktuell zu sein und andererseits auch selbst keine neuen Erkenntnisse einzubringen (vgl. Terhart 2014, S. 21). Hierzu muss man klar feststellen: ja, das ist korrekt, aber auch in keiner Weise Sinn und Zweck einer Metastudie oder einer Analyse, die noch weit darüber hinaus geht. Ziel der Hattie-Studie ist es nur, alle bis jetzt vorhandenen Daten zu sammeln und zu vergleichen. Sie stellt keinen Anspruch darauf Neuland zu erforschen oder aktuell zu sein. Es geht somit ausschließlich darum, derzeit bekanntes Wissen über das Lernen auszuwerten und darzustellen.

Im Prinzip kann man sagen, dass alle Kritiken, mit denen diverse Meta-Studien hinterfragt werden, natürlich auch vermehrt auf eine „Mete-Meta-Analyse" zutreffen. Datenmenge, Vergleichbarkeit, Schätzungen von Effektmaßen, Interpretationsspielräume, etc., es gibt umso mehr Aspekte, die man hinterfragen kann, je größer eine Studie wird. Das kennt man vom Program for International Student Assessment

(PISA) der Organisation für Entwicklung und Zusammenarbeit in Europa (OECD) (vgl. ebd. 2017, o.S.). Aber auch von der Internationalen Grundschul-Lese-Untersuchung (IGLU) des Instituts für Schulentwicklungsforschung (IFS) (vgl. ebd. 2006 o.S.) der TU Dortmund oder von TIMSS, der Studie „Trends in International Mathematics and Science Study" der IEA (International Association for the Evaluation of Educational Achievement) (vgl. ebd. 2017, o.S.). Gerade bei Hatties Megaprojekt wird jedes Für und Wider noch vermehrt potenziert. Bei genauerer Betrachtung erkennt man jedoch rasch, dass es hier, im Metabereich, um Tendenzen und Richtungen geht, nicht um konkrete Lösungen.

Auch der Vorwurf, dass Studien miteinbezogen werden, die nicht wirklich qualitativ hochwertig, also nicht randomisiert und evidenzbasiert sind, stellt ein schwerwiegendes Argument gegen die Aussagekraft der Hattie-Studie dar. Diese „garbage in – garbage out"-Problematik wird von Beywl und Zierer sogar im Vorwort zu „Lernen sichtbar machen" (vgl. ebd. 2015, S. XIII) angesprochen, ist jedoch aus ihrer Sicht statistisch gesehen kaum relevant.

Sowohl die Interpretation von Brügelmann (vgl. ebd. 2014, S. 46f.), Lehrer sollen ja zukünftig keine Forscher werden, als auch die Ablehnung gegen ein Evidence-based teaching (vgl. von Olberg 2014, S. 51ff.), können relativiert werden. Lehrende sollen in erster Linie unterrichten und mit ihren Schülern gemeinsam beim Lehren und Lernen Spaß haben. Evidenzbasierte Methoden können nur unterstützen diese Erfahrung zu dokumentieren, zu interpretieren und auszuwerten.

Eine der wesentlichsten Überlegungen, ob die Hattie-Studie in Österreich überhaupt angewandt werden kann, ist die Tatsache, dass sie ausschließlich auf angloamerikanischen Primärstudien basiert. Der emeritierte Professor für Bildungswissenschaften, Hans-Günter Rolff, sieht (vgl. ebd. 2014, S. 76f.) in den divergierenden Strukturfaktoren das Problem der Engsichtigkeit. Er vergleicht sie in seiner Rezeption zu der Thematik mit einem Rorschach-Test: Interpretation ist sehr subjektiv! Es gilt daher um Vergleichbarkeit im Einzelnen, aber nicht um einen Missbrauch der Studie für eigene Interessen. Diese Aufforderung richtet Rolf nicht zuletzt an die (Bildungs-) Politik.

Die wohl schlagkräftigsten Argumente, die vorliegende Metaanalyse kritisch und differenziert zu betrachten, liefern Schulmeister und Loviscach (vgl. ebd. 2014, S. 121ff.). Sie sehen die Studie nicht von der Argumentationsseite der Gruppe um Terhart, sondern beleuchten die statistische Problematik. Ihre Kritik basiert auf zwei

Schwerpunkten. Zum einen sagt ihrer Meinung nach der Mittelwerte nichts über die Verteilungsbreite aus. Werden die Mittelwerte aller Einzelstudien zu Effektstärken zusammengefasst, verschleiert das die Streuung der Einzelstudien. Abweichungen sind so bei einer Analyse mehrerer Metastudien in keiner Weise mehr nachvollziehbar. Andererseits betrachten die Autoren die Berechnung des arithmetischen Mittels skeptisch. Vor allem dann, wenn es nur wenige Metastudien gibt, die in ihrer Streuung stark divergieren. Es kann dabei vorkommen, dass eine groß angelegte Metastudie, mit vielen relevanten Werten, durch zwei oder drei kleine, wenig aussagende Vergleichsanalysen, arithmetisch abgedrängt wird. Allerdings verwenden Metaanalysen immer erst einen Bezugspunkt (bei Cohen´s d: der Mittelwert), der erst definiert werden muss. Wenn vielen Daten fehlen, kann nur mit dem arithmetischen Mittel seriös gearbeitet werden. Wichtig ist, dass man sich der Streuung bewusst ist: Hattie geht es nicht um absolute Zahlen, sondern um Tendenzen, grobe Richtungen, die zielführend sein sollen.

Die oben angeführten Pros und Contras sind nur einige, wenn auch die häufigsten Diskussionspunkte über und um die Hattie-Studie, sowie all den mit ihr verbindenden sonstigen Publikationen. Für LehrerInnen, die praktisch veranlagt sind, können diese Diskussionen und die damit verbundenen Interpretationen schnell lähmend und frustrierend werden. Wer in der Klasse steht, sich also nicht um Tendenzen und Bildungspolitik kümmern will, braucht etwas handfestes, Ergebnisse, Mittel und ein Werkzeug. Einer der bekanntesten deutschsprachigen Pädagogen, Prof. Hilbert Meyer, bringt die Diskussion um die Hattie-Interpretation auf den Punkt. Bei einem Vortrag an der Universität Oldenburg, 2013, erklärte er (ebd. 2014, S. 128), dass es unmöglich ist, sich eine Didaktik aus der Analyse von Effekten zu basteln. Es geht also nicht darum die Hattie-Variablen zu interpretieren und Maßnahmen mit einem hohen Effektmaß zu kopieren. Vielmehr ist es wesentlich sein eigenes Handeln zu evaluieren, zu erforschen und sich weiterzuentwickeln (vgl. Meyer 2014, 130f.). Letztendlich muss man verstehen, wie SchülerInnen lernen und denken. Ein wesentlicher Bereich, in dem dies in Hatties Studie sichtbar wird, ist die „Domäne Lehrkompetenz".

2.1.3 Analyse und Interpretation des Bereiches der Lehrkompetenzen

Die 138 Lernfaktoren, die Hattie in seiner Studie beleuchtet, werden von ihm in die bereits beschriebenen sechs Domänen zusammengefasst. Das sind Gruppen von Faktoren, die vergleichbar sind, somit einen ähnlichen didaktischen Ansatz haben. Von der Seite der Unterrichtenden sind die Domänen „Die Beiträge der Lehrpersonen" (10 Faktoren) und „Die Beiträge des Unterrichts" (49 Faktoren) die einzigen Bereiche, die von den Lehrpersonen selbst beeinflussbar sind. Sie stellen somit einerseits einen recht kleinen, andererseits den größten Faktorenbereich der Analyse. Im Rahmen des wahrnehmungszentrierten Denkens, der Interaktion und vertieften Kommunikation mit SchülerInnen, sind hierbei wiederum „Die Beiträge der Lehrpersonen" Kernpunkt des Handelns. Dieser Bereich des Lernens basiert auf soziale Kompetenz, Interaktion und Empathie, oder wie es auch Steffens und Höfer (ebd. 2014, S. 6) hervorheben: einer „expliziten Ethik des Unterrichtens".

Die Domäne Lehrkompetenz scheint zwar mit nicht einmal 7,25 % der analysierten Datenmenge sehr klein zu sein, hat aber von der Effektstärke her den größten Outcome. Sie ist der weltweit am meisten diskutierte, analysierte und umstritten Teil der Hattie-Studie. Nicht zuletzt aufgrund dieses Teils von Hatties Analyse wird in LehrerInnenkreisen die schlecht übersetzte Kurzinterpretation „auf den Lehrer kommt es an" überstrapaziert und leider auch häufig missinterpretiert. Hatties Originalaussage (ebd. 2012, S. 15), „It matters what teachers do – but what matters *most* is having an appropriate mind frame relating to the impact of what they do", muss viel differenzierter betrachtet werden. Zierer versucht das Missverständnis im deutschen Sprachgebrauch insofern wieder zu relativieren, als er (ebd. 2015, S. 22) den Satz in „auf die Haltung der Lehrperson kommt es an" abändert. Er vereint in der Erläuterung seiner Interpretation die drei wesentlichen Eigenschaften, die Unterrichtende erst in ihrer Gemeinsamkeit zu einer guten Lehrperson machen: fachliche, pädagogische und didaktische Kompetenz. Mit dem Plädoyer für mehr Leidenschaft im Unterricht verändert Hattie die Fragestellung zum Outcome seiner Ergebnisse. Es geht plötzlich nicht mehr darum, wie man unterrichten soll oder wie Studierende besser lernen können. Es geht darum, welche Wirkung bei den SchülerInnen erzielt wird, wie der Unterricht „ankommt".

Die Kernfrage, die sich für den Bereich der Lehrkompetenz in Hatties Studie ergibt, ist also die nach dem Warum. Warum bewegen die Ergebnisse eines derart kleinen

Bereiches der Studie so viele Menschen? Warum gibt es darüber so viele geteilte Meinungen? Und warum denken einige, dass man mit diesen Resultaten so etwas wie die allumfassende Antwort auf die gerne propagierte europäische Bildungskrise gefunden hätte? Interessanter Weise eröffnet sich somit genau in diesem Bereich ein Fenster für alle interessierten und engagierten Lehrpersonen. Es bietet sich die Möglichkeit an der Verbesserung des eigenen Unterrichts mitzuarbeiten, sich zu entwickeln, untereinander auszutauschen und voneinander zu partizipieren. Bildung bleibt somit nicht etwas Abstraktes, Unanfechtbares, das von einem Ministerium vorgegeben wird, sondern kann von allen Lehrpersonen individuell, flexibel und auf der Wahrnehmung von Studierenden aufgebaut werden.

Um sich nicht allzu sehr von den offensichtlich scheinenden Zahlen der Effektstärken blenden zu lassen, muss man die Interpretation der einzelnen Metaanalysen genauer betrachten. Zum einen fällt auf, dass es bei den 10 Faktoren eine quantitative Gewichtung seitens der Anzahl an Metastudien gibt, zum anderen bemerkt man eindeutige Präferenzen Hatties. Er legt in seinen Ausführungen (vgl. ebd. 2015, S. 129) klar dar, dass die ermittelten Werte nur solange Gültigkeit haben, als sie auch richtig interpretiert werden. Es gibt eben Lehrpersonen, die außerordentlich hervorstechen, jedoch auch solche, die offenbar ihren Beruf verfehlt haben. Zahlen drücken immer nur einen statistischen Wert aus. Betrachtet man das Ergebnis als eine umfassende Gesamtaussage, lassen sich so manche Missverständnisse ausräumen.

Der Erste der 10 Lernfaktoren im Bereich der Lehrkompetenzen, der beleuchtet wird, ist als „Lehrpersonen-Effekt" ausgewiesen. Auch wenn eine klare Definition des Begriffes fehlt, wird durch Hattie (vgl. ebd., S. 130) dargelegt, dass damit die Effektivität, somit die effektive Gestaltung des Unterrichts gemeint ist. Dieser Faktor wird nur durch eine Metastudie getragen, die sich auf 18 Einzelstudien bezieht. Die Schätzung (Varianz) der Metastudie weist eine Effektstärke von $d = .31$ auf, was grundsätzlich als durchschnittlich bezeichnet werden kann. Hattie weist jedoch (vgl. ebd. 2015, S. 130f.) auf zwei interessante Faktoren hin. Zum einen gibt es starke Abweichungen bei den Unterrichtsfächern, zum anderen beim sozioökonomischen Status der zu unterrichtenden. So kann bei der Metastudie ausgewiesen werden, dass „technische" Unterrichte, wie beispielsweise Mathematik, die Effektivität der Lehrer höher ins Gewicht fällt als beim Sprachenunterricht. Die andere starke Divergenz, nämlich das sozialen Umfeld der SchülerInnen, scheint noch interessanter. Je stabiler das soziale Umfeld ist, sozusagen, die Lernenden aus einem „besseren Elternhaus" kommen, umso weniger ist die Effektivität der Lehrenden von Bedeutung. Anders ausgedrückt könnte man auch schlussfolgern, dass sozial benachteiligte Schichten einen größeren Halt durch effektive Lehrpersonen benötigen. Zierer (vgl. ebd. 2015, S. 25) interpretiert dies so, dass er klarlegt: LehrerInnen sind ein wichtiger, aber sicherlich nicht der einzige Teil um produktives Lernen zu bewirken. Vor allem die Anlagen der SchülerInnen, das gesamte Schulteam, aber auch besonders die Unterstützung der Eltern rundet das Gesamtbild erst ab.

Eine viel geringere Wirkung als das soziale Umfeld, weist der Bereich der Lehrerbildung auf. Zu bedenken gilt hier, dass es gerade im amerikanischen Schulsystem eine große Anzahl an Unterrichtenden gibt, die keine vollwertige Lehrerausbildung haben. Dies kann dadurch begründet sein, dass sie ein fremden Fach unterrichten oder noch im Ausbildungsstatus stehen. Auch die Einheitlichkeit der LehrerInnenausbildung ist im gesamten angloamerikanischen Schulbereich nicht gegeben. Nach Hattie (ebd., 2015, S. 131) fehlt ein „Standardansatz". Steffens und Höfer weisen (vgl. ebd. 2014, S. 11) zusätzlich darauf hin, dass sich die meisten Metaanalysen in dem Bereich auf Studien älteren Datums beziehen und somit nicht die aktuelle didaktische LehrerInnenausbildung widerspiegeln. Bei genauerer Betrachtung der Auswertung von „Visible Learning" ist dies jedoch irrelevant, da sich auch hier der schlechte Outcome von $d = .11$ auf das statistische Mittel bezieht. Die Effektstärke bei gut ausgebildeten, didaktisch geschulten und berufserfahrenen LehrerInnen steigt auf bis zu $d = .39$ an. In jedem Fall sind für den Bereich dieses breiten und wichtigen Spektrums zurzeit noch viel zu wenig Studien vorhanden. Es ergibt sich hier eine interessante Forschungsbasis für die Zukunft.

Ein tatsächlich zukunftsweisendes und auch gut erforschtes Feld der Lehrkompetenzen bietet das Thema „Mikroteaching". Allerdings ist es wesentlich den Hintergrund der vier dargestellten Metaanalysen richtig darzustellen. Beim Micro-Teaching geht es im Prinzip nur in zweiter Linie um den Unterricht selber, sondern um die LehrerInnenausbildung an und für sich. Hier können angehende LehrerInnen in einer Art „Laborumfeld" Kleingruppen unterrichten, oft dabei auch experimentieren. Nach diesen meist sehr kurzen Lektionen erhalten die angehenden PädagogInnen zum einen ein Feedback der Schüler, andererseits wird häufig auch mittels Videoanalyse das Lehrerverhalten dargestellt. Der Effekt bezieht sich somit nicht auf den tatsächlich gehaltenen Unterricht während des Microteachings, sondern die Erfahrungen und die Umsetzungsmöglichkeiten, die für spätere Unterrichte gewonnen werden. Auch wenn nach Steffens und Höfer (vgl. ebd. 2014, S. 15) diese Art der LehrerInnenausbildung übermäßig aufwendig, zeit- und kostenintensiv ist, kann Hattie (vgl. ebd.

2015, S. 134) mit einer durchschnittlichen Effektstärke von fast $d = .9$ und bei einigen Methoden, wie beispielsweise der Demonstration, mit bis zu $d = 1{,}65$ kontern. Das entspricht somit einem Verdrei- bis Verfünffachen der Lehrereffektivität. Es wird allerdings auch (vgl. ebd., S. 135) klar dargestellt, dass es viel zu wenige Studien darüber gibt wie gute LehrerInnenausbildung aussehen kann. In diesem Kontext kommt es immer wieder zum Vergleich mit der markanten Aufforderung Hatties (ebd. 2009, S. 252): „(…) seeing learning through the eyes of Students (…)".

Mit einem Effektmaß von $d = .09$ ist die Fachkompetenz der LehrerInnen jener Lernfaktor, der im Bereich der Lehrkompetenzen den geringsten Erfolg erzielt. Das geringe Maß erscheint im ersten Moment verblüffend, da man im Allgemeinen von der Annahme ausgehen könnte, dass das Wissen über den zu unterrichtenden Stoff essenzielle Grundlage des Lehrens sein muss. Hattie schlussfolgert nach Auswertung zweier 1996 erschienenen Studien (vgl. ebd. 2015, S., 137), dass bei guten LehrerInnen viel mehr die Allgemeinbildung im Vordergrund steht, als das explizite Wissen über den Unterrichtsstoff. Zusätzlich steigern verbale Fähigkeiten, sowie die Entwicklung interpersonaler Beziehungen mit den Lernenden die Effektstärke enorm. Mit anderen Worten: Allgemeinbildung und Kommunikationsfreude, somit auch die Fähigkeit zu kombinieren und zu vernetzen, ist für Lehrpersonen weit wichtiger als das Auswendiglernen für staatliche Zulassungsprüfungen. Bereits 2003 stellte Hattie (vgl. ebd. 2003, S. 6) bei der jährlichen „Australian Council for Education Research"-Konferenz fest, dass es für exzellente LehrerInnen wesentlich ist vorausahnen, planen und improvisieren zu können. Dies sind eindeutig Attribute, die man nicht an Akademien und Hochschulen lernt! Zusammenfassend bildet die Trias Wissen, Empathie und Redefähigkeit den wesentlichen Teil der Fachkompetenz. Diese drei Faktoren verstärken sich gegenseitig und erhöhen ihre Effektivität erst durch ihr Zusammenspiel.

Einer der interessantesten Blickwinkel der Didaktik ist die Betrachtungsweise der SchülerInnen, somit welche Qualität Lehrpersonen aus Sicht der zu Unterrichtenden haben. Wenn man Carl Bossards Anregung (vgl. ebd. 2017, o.S.) folgt und bei Camus (vgl. Camus 1997, S. 125ff.) nachliest, wie er seinen Lehrer, Monseur Bernard, verehrt, kommt man auf ähnliche Ergebnisse wie John Hattie (vgl. ebd. 2015, S. 140) in eigenen Studien herausgefunden hat. Es geht nicht nur darum interessant, leidenschaftlich und von seinem Handeln überzeugt zu sein: eine gute Lehrperson begegnet SchülerInnen mit Achtung und fördert sie, ohne jedoch ihren Respekt zu verlieren. Sie evaluiert ihr Handeln, behält die Kontrolle, schafft ein gutes Lernklima und besitzen eine hohe Improvisationsgabe. Ein wesentlicher Kritikpunkt hierbei ist die „Benotung" durch SchülerInnen, weil SchülerInnenbewertungen keine Gültigkeit besitzt und auch die Gefahr eines „Beliebtheitswettbewerbes" besteht. Dem entgegenzusetzen ist, dass eben die Lernenden von guten LehrerInnen ermutigt werden sich zu entwickeln. Der Effekt entsteht also nicht dadurch, dass Unterrichtende eine hervorragende Leistung erbringen oder von KollegInnen als herausragend beurteilt werden. Nur die überdurchschnittliche Einschätzung der Studierenden bewirkt den Effekt auf ebendiese. Es geht daher um die Anregung, den „Trigger", der bei Lernenden ausgelöst wird. Sieht eine Lehrperson die Schwierigkeit des Lernens mit den Augen der StudentInnen, ändert sich die Qualität der gegenseitigen Beziehung. Hattie bringt es (vgl. ebd., 2015, S. 140) auf den Punkt indem er feststellt, dass gute Lehrerkräfte SchülerInnen ganz einfach zum Denken herausfordern.

Gerade die bei einem guten Unterricht entstehenden LehrerInnen-SchülerInnen-Beziehung stellt einen eigenen Lernfaktor in der Hattie-Studie dar. Die hohe Effektstärke von $d = .72$ unterstreicht die Wichtigkeit von Empathie im Unterricht. Hattie stützt sich hierbei zwar nur auf eine Metaanalyse von Cornelius-White (2007), die jedoch auf 119 Einzelstudien beruht und über 350.000 Lernende, fast 15.000 Lehrpersonen und fast 2.500 Schulen berücksichtigt. Die vier Variablen der LehrerInnen-SchülerInnen-Beziehung mit dem größten Output (alle $d. > .50$) sind „nondirektiver Unterricht", „Empathie", Warmherzigkeit" und das „Fördern von abstraktem Denken". Von der anderen Seite aus betrachtet bedeutet dies, dass Lernende, die ungern zur Schule gehen, auch eine schlechte Beziehung zu ihren Unterrichtenden haben. Lehrende müssen somit lernen einfühlsam und individuell die Entwicklung aller SchülerInnen zu fördern.

Auch der Effekt von Fort- und Weiterbildung Lehrender ist mit $d = .62$ überdurchschnittlich hoch. Bereits bei seinem Vortrag an der Universität von Auckland „Teachers Make a Difference: What is the research evidence?", 2003, stellte Hattie (vgl. ebd. 2003, S. 15) einen Unterschied zwischen („nur") erfahrenen LehrerInnen und ExpertInnen fest. Diese stellen Konzepte verständlicher dar und verdeutlichen die Lernziele integrierter, kohärenter und auf einer abstrakt höheren Ebene. Im Fazit von „Visible Learning" ist Hatties Ergebnis (vgl. ebd. 2015, S. 143) bei genauer Betrachtung dennoch ernüchternd. Der Effekt entwickelt sich nämlich zu einem Großteil zugunsten der Lehrpersonen. Ob das positive Ergebnis in weiterer Folge auch an die Lernenden weitergegeben wird, kann nicht eindeutig dargestellt werden und ist vermutlich vom Lehrertyp individuell abhängig. Der größte Outcome für SchülerInnen wird durch praktisch orientierte Trainingsprogramme über Methode, Micro-Teaching, Video-Audio-Feedback und Übungen erzielt. 2003 hatte Hattie bei der A-CER-Konferenz bereits festgestellt, dass die Representationsfähigkeit von „Experten-LehrerInnen" weit tiefgreifender ist (vgl. ebd. 2003, S. 5). Auch bei diesem Lernfaktor lässt sich darstellen, dass leistungsschwache SchülerInnen von LehrerInnen-Fortbildungen mehr profitieren als jene, die ohnehin gut lernen. Als Kern des Gedankenanstoßes, der Unterrichtende zur Methodenänderung bewegt, kann man erkennen, dass die Vorstellungen von Lernen hinterfragt und anders argumentiert, interpretiert, sowie diskutiert wird (vgl. Hattie 2015, S. 144).

Dass Lehrpersonen Erwartungen an die Fähigkeiten ihrer SchülerInnen haben, beweist „Visible Learning" (vgl. Hattie 2015, S. 145) unbestritten. Das wird im Faktor „Lehrererwartungen" mit einer Effektstärke von $d = .43$ durch acht Metastudien klar ausgewiesen. Die Frage, die jedoch aufkommt, ist, ob dies auch die richtigen Erwartungen sind. Das bedeutet nicht, dass es zu einer „Reform-" oder „Kuschelpädagogik" kommen soll, wie Steffens und Höfer (ebd. 2012, S. 3f.) das ausdrücken. Nach ihrer Darstellung steigen reformpädagogische Schulen nicht besser ab als herkömmliche. Auch hier ist die Beziehung zwischen Lehrpersonen und SchülerInnen wichtiger als die Schul- oder Unterrichtsform. Studierende, die durch eine Art „Aufblühen" (Hattie 2015, S. 145) im positiven Sinn bestrebt sind den LehrerInnenwartungen gerecht zu werden haben einen deutlich besseren Lernerfolg. Auch wenn kein direkter Einfluss auf Studierende nachgewiesen werden kann, wird Lernenden, in die man eine positive Erwartung steckt, mehr aktive Teilnahme am Unterricht gewährt (vgl. ebd., S. 146). Gutaussehende Lernende gleicher ethnischer Herkunft und mit positivem sozialen Verhalten haben nach mehreren Metastudien zwar aufgrund der LehrerInnenerwartung einen Vorteil, da mit ihnen mehr interagiert wird. Dieser ist jedoch (vgl. ebd., S. 147) vom Effektmaß her nur sehr gering. Weitaus tiefgreifender ist in diesem Zusammenhang die Etikettierung der erwarteten Lernleistung beschrieben. Gehen Unterrichtende aufgrund von Informationen durch Dritte oder Annahmen von Lernschwächen bei SchülerInnen aus, haben es die SchülerInnen viel schwieriger die Erwartungen der Lehrpersonen zu erfüllen. In diesem Zusammenhang wird (vgl. ebd., S. 148) auch auf ein anderes wesentliches Merkmal hingewiesen: offensichtlich ist es SchülerInnen ziemlich genau bewusst, wie die Erwartungen der Lehrpersonen ihnen gegenüber sind. Sie erkennen auch, dass Lernende, in die höheren Erwartungen gesetzt werden, bessere unterstützt werden. Dies entspricht auch ziemlich genau den Ergebnissen des 1965 erstmals von Rosenthal und Jacobsen durchgeführten

Experimentes (vgl. ebd. 1971) über den Zusammenhang von LehrerInnenerwartung und Intelligenz: es entsteht ein Pygmalion-Effekt. Durch vermehrte Zuwendung bei SchülerInnen, von denen man annimmt, dass sie vor einem Entwicklungssprung stehen, kommt es zu einer induzierten Leistungssteigerung. Die Diplompsychologin Tanja Gabriele Baudson geht (vgl. ebd. 2011, S. 9) ebenfalls davon aus, dass ein hohes Effektmaß dann erzielt wird, wenn eine hohe Erwartungshaltung der Lehrkräfte von der SchülerInnenseite wahrgenommen wird. Die Interpretation der Wahrnehmung durch Studierende ist somit wichtiger als die eigentliche Erwartung der Lehrpersonen. Interessanter Weise werden Klassen durch Unterrichtende häufig auch als eine homogene Einheit betrachtet. Die LehrerInnenerwartung richtet sich demnach oft an die Klasse und nicht an Einzelne. Die Lehrpersonen müssen sich demnach bewusster auf die einzelnen Individuen und nicht auf die Klasse als Ganzes fokussieren. Da alle SchülerInnen das gleiche Anrecht auf einen progredient ansteigenden Lernerfolg haben, kommt Hattie (vgl. ebd. 2015, S. 148) zu dem Schluss, dass auch Erwartungen anspruchsvoll, angemessen und überprüfbar sein müssen.

Auch wenn der Bereich „Nichtetikettieren von Lernenden" die hervorragende Effektstärke von $d = .61$ erreicht, wird ihm weder medial noch in Fachgremien größere Bedeutung zugewiesen. Das liegt vermutlich daran, dass sich dieses „nicht etikettieren" bei Hattie rein auf Lernschwächen und geistige wie emotionale Behinderungen bezieht. Die Anzahl der Unterrichtenden, die sich mit Sonderförderungen befassen, kann jedoch mit Sicherheit als zu geringer Prozentsatz gesehen werden, um für die gesamte Lehrerschaft maßgeblich zu sein. Bei Hatties Analyse der Ergebnisse (vgl. ebd. 2015, S. 150) fällt auf, dass das Etikettieren, also das Darstellen der Art der Lernschwäche, kaum Auswirkung auf den Gesamterfolg des Lernens hat, da lernschwache SchülerInnen die gleichen Entwicklungsschritte durchmachen wie SchülerInnen mit guten Lernerfolgen. Diese Entwicklung verläuft nur langsamer und erfährt nicht den gleichen Maximal-Output. Für den regulären Schulbetrieb zeigt sich somit auch in diesem Bereich, dass es besonders darauf ankommt auf alle SchülerInnen individuell einzugehen um sie optimal zu fördern.

Steffens und Höfer (vgl. ebd. 2011b, S. 3) zeigen in einer zentralen Befundung der Hattie-Studie auf, dass Strukturierung, Regelklarheit und Klassenführung als Hauptlinien der Hattie'schen Pädagogik anzusehen sind. Dies wiederum setzt eine „Klarheit der Lehrperson" voraus, die den Lernenden unmissverständlich kommuniziert, wie sich das Lernziel darstellt und auf welche Art es aus LehrerInnen-Sicht bestmöglich zu erreichen ist. Wenn die Unterrichtenden organisieren, erläutern, Beispiele geben und Übungen anleiten gelten sie als klar und unmissverständlich. Wird zusätzlich Feedback (vor allem in Bezug auf das Verständnis) von den SchülerInnen eingefordert, erhöht sich das Effektmaß auf $d = .75$, also fast die doppelte Lernleistung. Grundvoraussetzung um das Verständnis der SchülerInnen zu erlangen ist auch hier einmal mehr die Klarheit der Sprache.

Gerade im Bereich der Gesundheitsberufe, die im Rahmen ihrer Fachsprache auf Klarheit, Transparenz und Einheitlichkeit von verwendeten Begriffen und Formulierungen angewiesen sind, ist Sprache ein Eckpfeiler ihrer Profession. Legen Lehrende bereits im Unterricht auf die unmissverständlich klare Darstellung von Wissen Wert, stellt dies den Grundstein für das weitere Handeln künftiger Pflegepersonen dar. SchülerInnen lernen von ihren Lehrpersonen nicht nur stoffliche Inhalte, sondern auch Kompetenz und Haltung zu den von ihnen vertretenen Werten.

2.1.4 Darstellung von Hatties Lehrkompetenzen für den Bereich der Gesundheits- und Krankenpflege in Österreich

Lehrkompetenz beschränkt sich nicht nur auf den Bereich der Schule. Gerade in stark durch Kommunikation geprägten Berufen, wie der Pflege, ist es wichtig eine einfühlsame, aber klare Sprache zu sprechen. „Patientenedukation" ist das Schlagwort, das vor allem nach der aktuellen deutschsprachigen Ausgabe (2009) des gleichnamigen Buches von Barbara Klug Redman bekannt geworden ist. PatientInnen wollen immer öfter angeleitet, beraten und informiert werden. Der Folgebegriff der „Angehörigenedukation" etabliert sich zurzeit ebenfalls in der Pflegelandschaft. Ist die Zusammenarbeit mit der Laienpflege doch vor allem in der Hauskrankenpflege wichtiger Bestandteil des täglichen Arbeitsfeldes. Pflegende Angehörige sind auf eine fachkompetente Edukation der Pflege mehr angewiesen, denn je. Die Gesellschaft hat gelernt, dass ein funktionierendes Gesundheitssystem nicht ausschließlich von den Gesundheitsberufen abhängen kann (vgl. Hurrelmann et al. 2014, S. 18f.). Doch um Verantwortung übernehmen zu können benötigen PatientInnen wie Angehörige Wissen, Verständnis und fachkompetente Unterstützung. Gerade bei der Übernahme von Kompetenzen für eigene Erkrankungen ist es wichtig Betroffenen dieses spezifische Wissen so zu vermitteln, dass es auch annehmbar ist. Diese Aufgabe obliegt nach der Gesetzesnovelle des GuKG und dem darin integrierten Begriff der Kernkompetenzen (vgl. Bundeskanzleramt 2017, § 14.) immer mehr der Pflege.

Stellt man sich die Frage, woher denn Pflegekräfte das Wissen und Können für eine professionelle edukative Betreuung von PatientInnen nehmen sollen, muss der Focus auf die Pflegeausbildung gelegt werden. In der herkömmlichen (nicht universitären) Pflegeausbildung (vgl. Bundeskanzleramt 2010, § 2. 7.) ist die Förderung der Kommunikation in allen Bereichen eines der zentralen Ausbildungsziele. Noch weit mehr wird im Rahmen der Ausbildung an den universitären Lehrgängen einer FH (vgl. Bundeskanzleramt 2008, § 3. (2) 7.) klar dargelegt, dass die Beziehung zu allen Individuen durch Zuwendung, Wertschätzung, Empathie, und Intuition getragen werden muss. Dies dient insbesondere dazu Ressourcen in genesender wie auch psychologischer Sicht zu aktivieren. In der Anlage 2 der Ausbildungsverordnung werden insbesondere die sozialkommunikativen Erfordernisse der Pflege explizit erwähnt. Seit der gesetzlichen Weiterentwicklung und der damit verbundenen Aufwertung der professionellen Pflege von einer schulischen zu einer akademischen Tätigkeit, erkennt man, dass Kommunikation und Edukation noch weit mehr als bisher wesentliche Faktoren zukünftiger Pflegetätigkeit darstellen müssen.

Relevante Ausbildungsinhalte definitiv zu erfassen kann in der österreichischen Pflegeausbildung ausschließlich mit dem offenen Curriculum des Österreichischen Bundesinstitutes für Gesundheitswesen (ÖBIG) aus dem Jahr 2003 erfolgen. Als Teil der Gesundheit Österreich GmbH (GÖG) ist es seit 2004 das einzige fakultativ unabhängige Gremium mit staatlichem Auftrag zur Methodenerarbeitung. Hier sind insbesondere die Unterrichtsfächer „Soziologie, Psychologie, Pädagogik und Sozialhygiene" mit 90 Unterrichtseinheiten, sowie das Fach „Kommunikation, Konfliktbewältigung und Supervision" zu nennen, das mit 120 Unterrichtseinheiten á 45 Minuten berechnet wird (vgl. Österreichischen Bundesinstitutes für Gesundheitswesen 2003, S. 91). Diese Inhalte sind auch im § 42 (15.) & (16.) des GuKG (vgl. Bundeskanzleramt 2017) gefordert. Es wird jedoch in vielen anderen Bereichen, wie etwa der Pflegepraxis (vgl. Österreichischen Bundesinstitutes für Gesundheitswesen 2003, S. 56) auf die Wichtigkeit von Kommunikation, Konflikt- und Krisenmanagement hingewiesen. Im Rahmen der zukünftig ausschließlich tertiären Ausbildung ist jedoch anzumerken, dass dieses Curriculum zu einem Zeitpunkt erstellt wurde, als universitäre Ausbildung im gehobenen Dienst der Gesundheits- und Krankenpflege noch nicht zur Diskussion stand. Sowohl der Studienplan, bzw. das Modulhandbuch für die BScN- Ausbildung an Universitäten (vgl. Medizinische Universität Graz 2016 o.S.; Private Universität für Gesundheitswissenschaften, medizinische Informatik und Technik 2013 o.S.), als auch das Studien- und Weiterbildungsangebot des FH Campus Wien (vgl. ebd. o.J. o.S.) kommen bei der Kommunikation und Gesprächsführung zu ähnlichen Stundenzahlen. Auch die FH Johanneum, die ab dem

Wintersemester 2017/2018 die BScN-Ausbildung von der medizinischen Universität Graz übernimmt (vgl. Medizinische Universität Graz 2017, o.S.), kommt auf dieses Ausbildungspensum. Alle ausgewiesenen ECTS bzw. SWS können online mittels ECTS-Rechner verglichen werden.

Um die edukative Tätigkeit von Pflegepersonen den 10 Faktoren der Lehrkompetenz gegenüberstellen zu können, soll eine vergleichende Darstellung (siehe Abb. 2) exemplarisch Möglichkeiten eines Lehr- bzw. Kommunikationszugangs aufzeigen. So kann ein Einblick in die Möglichkeiten geboten werden, die Pflegepersonen aus dem Substrat von Hatties Metaanalyse ziehen können. In der Tabelle werden mögliche Ansätze der im Kapitel 2.1.3. dargestellten Zusammenfassungen von Kompetenzen auf die Tätigkeiten im Bereich der PatientInnen- und Angehörigenkommunikation umgelegt. Die daraus ersichtlichen Ansätze von Handlungsspielräumen zeigen auf, wie eng professionelle pflegerische Tätigkeiten mit Lehraufgaben verwoben sind.

Um PatientInnen und Angehörigen unmissverständlich, jedoch auch authentisch Wissen vermitteln zu können, bedarf es der Fähigkeit sich auf die Bedürfnisse dieser Klientel einstellen zu können. Das Verständnis dafür, dass die Wahrnehmung aller Individuen unterschiedlich ist, wird somit zur Grundlage pflegerischen Edukations-verhaltens.

Adaptierte Faktoren der Lehrkompetenz	Ansatz zur Unterstützung von PatientInnen	Ansatz zur Unterstützung von Angehörigen
„Pflegepersonen-Effekt"	Evaluation der Notwendigkeit von Sicherheit durch eine Pflege- Bezugsperson	effektive Verknüpfung der Kenntnisse/Fähigkeiten von Patienten/Angehörigen
Bildung von edukativ tätigen Pflegepersonen	„Sprache" der PatientInnen sprechen und Wissen adäquat weitergeben	Fachwissen und Kompetenz über Sozial-, Finanz-, und Beziehungssituationen einbringen.
Microteaching (bei Aus-, Fort- & Weiterbildung von Pflegenden)	kommunikatives Situationstraining durch erfahrene Kollegen	angehörigenzentrierte Bedürfnisevaluation durch Erfahrungsaustausch
Fachkompetenz	Verknüpfung von Fachwissen mit den Bedürfnissen von PatientInnen	Vermittlung praktisch notwendiger Unterstützungs-möglichkeiten und Alltagserleichterungen
Qualität der Pflegenden aus Sicht von Betroffenen und Angehörigen	Durch Darstellung der Liebe und Leidenschaft für den eigenen Beruf kann gezeigt werden wie ernst die Situation von zu Pflegenden und Angehörigen wahrgenommen wird.	
Pflege-Patienten- & Angehörigen-beziehung	Förderung der Compliance durch Empathie	Sicherheit geben, dass die zu Pflegenden „in guten Händen" sind
Fort- & Weiterbildung in der Pflege	Besuch von Fortbildungen, Weiterbildungen und Schulungen	
Erwartungen der Pflege	Positive Erwartungen an die PatientInnen zur Motivation weitergeben ohne sie zu überfordern	Unterstützung um den Erwartungen der Pflegebedürftigen gerecht werden zu können.
Nichtetikettieren von PatientInnen und Angehörigen	PatientInnen mit geistigen oder körperlichen Einschränkungen als bedürftig erkennen.	Wahrnehmen, dass nicht alle Angehörigen zur Durchführung notwendiger Pflege- oder Haushaltstätigkeiten in der Lage sind.
Klarheit des pflege-edukativen Verhaltens	Evaluiertes, rasches, nachvollziehbares und strukturiertes Handeln gibt PatientInnen Sicherheit.	Sicherheit durch logisch nachvollziehbare Handlungsmuster und Abläufe geben.

Abbildung 2 - vergleichende Darstellung von Lehr- und Pflegekompetenzen

2.2 Wahrnehmungszentrierte Didaktik: eine Begriffsanalyse

Eine individuelle, wahrnehmungszentrierte Kunst des Lehrens auszuüben bedeutet so zu unterrichten, dass alle Lernenden optimal begleitet werden. Ziel ist es ihnen bei ihrem aktuellen Wissens- und Auffassungsstand am meisten Nutzen zukommen zu lassen. Dies gründet auf der Erkenntnis, dass kein Individuum die im allgemeinen Wortgebrauch als „Tatsachen" angenommenen Phänomene auch gleich wahrnimmt, interpretiert und wertet. Die „Dinge an sich", also alle „Transzendentalen Objekte" im Kant´schen Sinne (ebd. 1878a, S. 66f.), erzeugen in jedem Individuum ein anderes, nämlich immer ein subjektives Bild. So wird das gesamte Bildungssystem aufgefordert „Wissen" von „Können" zu unterscheiden. Wie Ernst von Glasersfeld bereits Mitte der 90er Jahre feststellte (vgl. ebd. 1996b, S. 286f.), fördern Schulen mit ihren Prüfungssystemen im behavioristischen Sinn immer noch mehr auswendiggelernte Reproduktion als notwendiges Verstehen. Auswendiggelernte Floskeln und Formeln sind nach dem „Poetischer (= Nürnberger) Trichter" (vgl. Harsdörffer 1650, S. 2) im Computerzeitalter schon lange nicht mehr nötig. Kompetenz, Teamfähigkeit und lösungsorientiertes Denken sind in der heutigen Gesellschaft gefragt. Die Lernziele der Gegenwart fordern somit neue didaktische Lösungsansätze.

Im allgemeinen Schulsystem scheint eine individuelle, wahrnehmungszentrierte Bezugnahme angesichts einer permanenten Zeit- und Ressourcenknappheit so gut wie undurchführbar. Bereits vorhandene pädagogische Grundhaltungen, die eine derartige Gestaltung des Unterrichts schon seit langem verwenden, wie etwa Schulen nach Maria Montessori, gelten häufig als extravagant oder zu teuer. Tatsächlich kosteten Montessori-Schulen im Jahr 2014 den Eltern eines Kindes pro Jahr über € 4.300, -- (vgl. Bezirksblätter Niederösterreich 2014, o.S.) was sich primär daraus begründet, dass nicht konfessionelle private Schulen eine weit geringere staatliche Förderung (etwa 10%) erhalten, als andere Bildungseinrichtungen (vgl. Ostermann, 2016, o. S.). Ziel ist es somit Möglichkeiten zu finden die individuelle Wahrnehmung aller Lernenden in eine Wissensvermittlung jeglicher Art einzubauen. Dazu bedarf es neben der grundlegenden Analyse der Kernbegriffe auch eines alternativen Lösungsansatzes, wie es Watzlawick, Weakland & Fisch (ebd. 2003, S. 99f.) bereits als „Lösungen zweiter Ordnung" (siehe Kapitel 4.2) beschrieben haben.

2.2.1   Wahrnehmung aus wissenschaftlicher Sicht

Bereits 1826 beschreibt der deutsche Physiologe Johannes Peter Müller, dass Wahrnehmung nicht durch äußere Reize bestimmt wird, sondern erst in bestimmten Regionen des Gehirns entsteht. Auch stellt er fest, dass alle Sinnesorgane immer nur „als solches", also in ihrer eigenen Modalität (Kälte, Wärme, Druck, Geruch, etc.) angeregt werden (vgl. ebd. 1837, S. 617ff.). Er definiert mit dieser grundlegenden Erkenntnis das „Gesetz der spezifischen Sinnesenergien".

Wenn Reize lediglich eine elektrisch-chemische Reaktion auslösen, von der nicht eindeutig festgestellt werden kann, was sie innerviert hat, wird unsere Wahrnehmung zu einer bloßen Deutung der Wirklichkeit. Man spricht in diesem Zusammenhang von Rezeptor spezifischen Empfindungen (vgl. Ganong 1974, S. 78). Das Individuum stellt nur fest, dass es zu einer Reizung kommt. Der Auslöser selbst wird nicht erfasst. Ist an einer Sinneszelle einmal das elektrische Potential verändert worden, kommt es zu einer Afferenz, die über Nervenbahnen das Gehirn erlangt. Der Reiz wird zu einem zerebralen Stimulus. Zu einem von vielen. Durch die große Vielfalt von neuronalen Verbindungsmöglichkeiten, Erinnerungen, Wissen und sensorischen Unterschieden ergibt sich die Individualität der Wahrnehmung.

Bruce Goldstein (vgl. ebd. 2014, S. 4f.) fasst dieses Geschehen zu einem Wahrnehmungsprozess zusammen, einem Regelkreis, der in sich selbst geschlossen ist (siehe Abb. 3.). In Goldsteins Zirkel sind nicht nur die acht einzelnen Prozessschritte dargestellt, die sich permanent selbst evaluieren. Die drei Geraden (A, B und C) bezeichnen die Hauptabschnitte des Wahrnehmungsprozesses, welche auch farblich unterschiedlich gekennzeichnet sind. Rot wird die neuronale Verarbeitung bis zur daraufhin ausgelösten Reaktion dargestellt, blau zeigt das (teilweise eingeschränkte) Erfassen von Stimuli und grün die Afferenz zurück zur zerebralen Verarbeitung. Goldstein beschreibt in seinem Prozess, dass bei weitem nicht jeder Reiz aufgenommen, weitertransportiert oder neuronal verarbeitet wird. Es gibt somit bereits eine präkognitive Selektion, die (nach dem Gesetz von Müller) darauf zurückzuführen ist, ob die Reizung zur Innervierung des jeweiligen Rezeptors oder in weiterer Folge des Sinnesorgans überhaupt ausreicht.

Interessant ist hierbei, dass durch bewusstes Handeln Sensibilität in bestimmten Bereichen verstärkt werden kann. Erst durch Konzentration, das Halten der Achtsamkeit auf etwas, entsteht der beachtete Stimulus, ein „attended stimulus" (Goldstein 2014, S. 4). Aufgenommene Reize werden nun nach Innervierung der Rezeptoren in

Signale umgewandelt (transduziert). Gemeinsam mit der Erfahrung, die subjektiv als Wissen abgespeichert ist, ergibt sich nach der neuronalen Verarbeitung der Summe aller vorhandenen Informationen die Wahrnehmung.

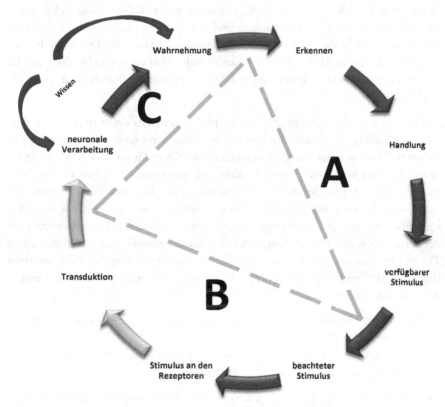

Abbildung 3 - Wahrnehmungsprozess nach Goldstein
(Quelle: in Anlehnung an Goldstein 2014, S. 4)

Bei gleicher Umweltlage, gleichen Bedingungen, die meist als objektiv erachtet werden, ist die Wahrnehmung jedes einzelnen Individuums immer unterschiedlich. Somit ist „das Erkennen" ebenfalls immer die subjektive Wahrnehmung des Geistes. Es wird etwas wiedererkannt, bzw. Stimuli mit bereits gemachten Erfahrungen verglichen: und das andauernd! Wahrnehmen ist nichts passives, sondern stetes produktives Arbeiten, was auch der Neurologe Manfred Spitzer durch Studienvergleiche (vgl. ebd. 2013, S. 45) immer wieder betont. Die unterschiedliche vorangegangene

Erfahrung bewirkt eine differenzierte Einschätzung und Interpretation der vorliegenden Sachlage.

Aufgrund der Interpretation von Wahrnehmung, Kognition und Erfahrung entstehen in Folge Emotionen, Reaktionen, Folgereaktionen und Bewertungen. Es entstehen Meinungen, Werte, Anschauungen und eine innere Haltung. Jedes Lebewesen empfindet die Welt, die es als Wirklichkeit betrachten anders. Die Diversität der Annahmen „wie die Wirklichkeit ist" begründet sich somit zu einem Großteil auf der unterschiedlichen Wahrnehmung einer subjektiv erkannten Umwelt (vgl. von Glasersfeld 2015, S. 21).

Maturana und Varela (vgl. ebd. 2015, S. 31) plädieren massiv dafür zu erkennen, dass wir unsere Alltagseinstellung der Betrachtung einer „absoluten Welt" beiseitelegen sollten und unsere Sinne nicht als unfehlbar betrachten dürfen. Der sich ständig erneuernde Kreis von erfahren und handeln erzeugt in uns die bereits beschriebene subjektive Welt. Durch permanente Reflexion entsteht dann eine Wahrnehmung der Außenwelt, die zwar mit der von anderen Lebewesen sehr gut verglichen werden kann, aber nie exakt gleich sein wird. Sie erklären (vgl. ebd., S. 31) den Regelkreis mit der Feststellung, dass das Erkennen ebenso aktives Handeln ist wie umgekehrt: *„Jedes Tun ist Erkennen, und jedes Erkennen ist Tun."* In einer Vorlesung für die Universität Bologna fasst Varela (vgl. ebd. 1992, S. 12) in zwei untrennbar miteinander verbundene Aussagen zusammen:

1. Wahrnehmung leitet sich von einem Handeln ab, das seinerseits wiederum aus Wahrnehmung entstanden ist.
2. Kognition entsteht aus genau den sensomotorischen Mustern, die wahrnehmungszentriertes Handeln möglich machen.

Er schließt daraus (vgl. ebd. S. 12f.), dass es keine unabhängig vorgegebene Welt geben kann. Unsere Sicht der Welt erneuert sich ständig mit jeder Evaluation eines hinzugekommenen Stimulus neu, der seinerseits das beeinflusst, was wir als Realität erleben. Unsere Umwelt entsteh somit permanent durch unser Denken und Handeln. Wen wundert es daher, dass der letzte Schritt, unser Handeln, für andere Menschen oft unverständlich erscheint? Begründet sich die Reaktion jedes Einzelnen doch aus der Entstehungskaskade der vorangegangenen neuronalen Ereignisse. Das ist die wahre Herausforderung guter Didaktik.

2.2.2 Didaktik und ihre Entwicklung zu einem zeitgemäßen Unterricht

Ein Blick in das Fremdwörterbuch der Dudenredaktion (vgl. Duden (Hrsg.) 2001, S. 223) bringt eine sehr ernüchternde Wirkung, will man dem ursprünglichen Sinn der Didaktik auf den Grund gehen. Eine moderne, zeitgemäße Sichtweise des Lehrens ist bei weitem nicht zu erkennen. Hier ist von der „Lehre des Lernens", „Unterrichtslehre", Theorie, Abhandlungen und Darstellungen des Unterrichts die Rede. Wo bleibt die Freude am Lehren und Lernen? Die bereits beschriebene Hattie´sche Leidenschaft der guten Lehrpersonen?

Die Suche nach der „guten", der „richtigen", bzw. eine auf Lernende zentrierte und effiziente Didaktik kann beginnen. Sie führ unweigerlich in die Vergangenheit, zu den Anfängen des didaktischen Handelns, zu den antiken Griechen. Wohin sonst, als zu Sokrates und dem Gespräch mit Menons Sklaven (vgl. Platon 2016a, S. 3ff.; Mugerauer 1992, S. 207ff.), das häufig als das „didaktische Urgespräch" bezeichnet wird? Es gibt viele Interpretationen des berühmten Sklavengespräches, bei dem Sokrates einem einfachen, ungebildeten Leibeigenen des Menon den Satz des Pythagoras beibringt. Es gibt zwar eine Menge positive, jedoch auch kritische Aspekte und Anmerkungen zur Art der von Platon dargestellten Wissensvermittlung. Tatsache bleibt jedoch zum einen, dass es die erste wissenschaftliche und dokumentierte Darstellung didaktischen Handelns ist, zum anderen wird im „Menon" eine Einstellung ersichtlich, die für eine moderne Pädagogik wichtig ist. Es geht Sokrates nicht bloß um Wissensvermittlung per se, sondern um die Kommunikation, das Hinführen zur Lösung und dem „Erkennen" des Lernenden. Der gesellschaftliche Stand und die Bildung des Sklaven ist Sokrates a priori unwichtig. Bei seinem Gespräch erkennt er nämlich, dass das Erfahren der Schlüssel zur erfolgreichen Didaktik ist. Somit ist das Vertrauen selbstständig Lösungen zu finden die zentrale sokratische Erkenntnis.

Wie in vielen anderen Bereichen auch, kommt es bis zum Mittelalter im Bereich der Didaktik zu einem eklatanten Wissenseinbruch. Der bereits in 2.2 erwähnte „Nürnberger Trichter", also das Harsdörffer´sche „Einschenken" von Wissen ist sogar heute immer noch beliebt und in vielen schulischen Bereichen gefragt. Die generelle Meinung, dass man erst einmal einen gewissen Grundstock an Wissen auswendig lernen muss, ihn von den Unterrichtenden unreflektiert annehmen und widergeben muss, ist weit verbreitet (vgl. Mounk 2015, o.S.). Wie soll man denn die höhere Mathematik verstehen, wenn man nicht zuerst das 1 x 1 auswendig gelernt hat? Wie will man eine Fremdsprache erlernen ohne Vokabeln zu pauken? Wie kann Chemie verstanden werden, hat man nicht zuvor das Periodensystem im Kopf? Die Antwort scheint klar: Lehrpersonen, die so etwas fragen und zu solchen Aussagen neigen, denken immer noch nach dem Nürnberger Trichterprinzip. Ihnen geht es um reproduzierbares Wissen, das (einem dressierten Affen gleich) eher ein Können, als das Wissen um die Ursachen widerspiegelt. Diese bereits erwähnte Unterscheidung Ernst von Glasersfelds (vgl. ebd. 1995, S. 286f.). wird zum grundlegenden Paradigma moderner Didaktik. Selbstverständlich ist es auch für Lehrpersonen leichter, gerade bei Prüfungen punktuelles Wissen abzufragen. Dadurch wird die Beurteilung nicht nur einfacher, sondern subjektiv auch gerechter. Doch haben Lernende mit hoher Merkfähigkeit auch mehr Wissen? Nein! Sie können bloß gespeicherte Phrasen in angemessener Form wiedergeben. Von einem Wissen, einem Erfahren oder gar einem Erkennen ist noch lange nichts in Sicht. Meist zeitlich und kognitiv beschränktes Können entspricht nicht den Notwendigkeiten des heute geforderten Denkens.

Seit der Industrialisierung, noch mehr, seit das Computerzeitalter in unseren Alltag Einzug genommen hat, sind Teile des reproduzierbaren Wissens nicht mehr Bereich der Allgemeinbildung. Die Frage: Wozu sich totes Wissen aneignen?" stellen sich viele. Vor allem Schüler. Andererseits wird von Seite vieler Neurologen und Lernforscher betont, dass ein permanentes Training des Gehirns notwendig ist um geistig flexibel zu bleiben. Da gehört natürlich auch das Auswendiglernen dazu, wie das die Lernforscherin Elsbeth Stern sieht (vgl. Braun/Stern 2011, o.S.). Im Gegensatz dazu will das Bundesministerium für Bildung (BMB) den digitalen Unterricht verstärken um Schüler „digi-fit" zu bekommen (vgl. Bundesministerium für Bildung 2017, o.S.), die Österreichische Computer Gesellschaft (OCG) unterstützt dieses Projekt vor allem mit der Initiative „Bildung 4.0" (vgl. Wahlmüller-Schiller 2016, S. 10). Viele Hirnforscher wollen jedoch diesen digitalen Boom, die neuronale Reizüberflutung durch moderne Medien, eindämmen. Vor allem Manfred Spitzer wurde mit dem Buch „Digitale Demenz. Wie wir unsere Kinder um den Verstand bringen" (vgl. ebd. 2014) in diesem Zusammenhang bekannt. Die Folge sind unterschiedliche Ansichten, wie sie krasser nicht sein können: und die Lehrerschaft steht in der Mitte der Malsteine.

Wie sollen Lehrende nun angesichts der digitalen Zwickmühle vorgehen? Was ist das richtige Maß aller Dinge? Dass moderne Didaktik mit der Zeit gehen muss scheint offensichtlich und unerlässlich. Nicht nur die technischen Möglichkeiten, sondern auch das Menschenbild und die Anforderungen an unser Gedächtnis haben sich massiv verändert. Man muss also neue didaktische Möglichkeiten als Zugang zum Gehirn finden. Gute LehrerInnen können die Wandlungsfähigkeit des Gehirns von Lernenden nicht nur beeinflussen, sondern regelrecht fördern. Neurologen sprechen von der Plastizität des Gehirns (der Neuroplastizität). Das passiert, wenn sich Neuronen regenerieren und vermehrt neue synaptische Verbindungen herstellen (vgl. Gallinat 2017, o.S.). Nach Gallinat treten die Veränderungen im Gehirn vor allem dann auf, wenn es zu einem Missverhältnis von umweltbedingten Anforderungen und der geistigen Kapazität eines Individuums kommt. Neuroplastizität ist somit reizabhängig. Man kann das Lernen und Denken trainieren. Das Problem dabei ist, dass zu viel neue Information eine Reizüberflutung auslöst. Somit ist stundenlanges Computerspiel ebenso schädlich wie die gleiche Menge monotoner Frontalunterricht. Eine Informationsflut erzeugt Stress und das Lernen wird gehemmt. Abwechslung, Interesse, das Wecken von Neugierde und nicht zu vergessen ausreichend richtig gestaltete Pausen, sind wesentliche Schlüssel zur guten Didaktik. Computer, Videos, Internet und Smartphone sind gute Mittel für den Unterricht. Wenn sie in Maßen, pädagogisch pointiert und als Unterstützung zur Problemlösung eingesetzt werden. Moderne Medien sollen das eigenständige Denken, das Erkennen und das Erforschen unterstützen, es aber nicht ersetzen.

Gleichzeitig mit dem Erlernen der richtigen Nutzung moderner Medien (auch das ist eine didaktische Herausforderung!) gilt es immer noch die Balance zwischen dem (auswendig-) Lernen einerseits und dem Erkennen, Erfahren und Erforschen andererseits zu finden. Beispielsweise hat das Auswendiglernen eines Gedichtes und dessen Vortrag nicht nur einen kognitiven Lerneffekt, sondern unter anderem auch einen sozialen, kulturellen und empathischen. Die reine Rezitation nützt nichts, wenn nicht auch der kulturelle Hintergrund der lyrischen Entstehung, die Gefühle eventuell vorhandener Protagonisten oder die Wirkung auf das Publikum besprochen und erklärt werden. Wenn Lernende erfahren lernen, was sie in der Gefühlswelt der Zuhörer bewirken können, wird die Herangehensweise an das Auswendiglernen eine andere sein. Ab diesem Moment wird die Aufgabe zu etwas, das Wert hat, zu einem Mittel bei anderen Menschen Emotionen zu erzeugen. Aus aneinandergefügten Worten und Zeilen, die einem anfangs geradezu Qualen beim mühsamen Erlernen bereitet haben, wird etwas, mit dem man Wirkung erzielen und etwas transportieren kann. Dieses Verständnis ist jedoch mit Kognition alleine nicht vermittelbar. Nur die Leidenschaft für eine Sache, Haltung, Werte und Vorbild können Lernende motivieren. Durch eine richtige Darstellung von Fakten, das Vermitteln von Mut zu denken, durch ein Heranführen zu einer anderen Sichtweise, einen Perspektivenwechsel, wird Unterricht

zum Erleben von Neuem. Bereits im ausgehenden 20. Jahrhundert wurde evidenzbasiert nachgewiesen, dass die Qualität des Erlebens über den didaktischen Erfolg entscheidet (vgl. Csikszentmihalyi/ Schiefele 1993, S. 207f.). Moderne Didaktik kann,
ebenso wie bei Sokrates vor fast 2.500 Jahren, ein Hinführen zum Erkennen sein.
Gute LehrerInnen nehmen den Lernenden nicht die Last des Denkens ab. Sie zeigen
ihnen nur den Weg, damit sie sich nicht verlaufen. Sie halten die Lernenden mit Neugierde, Interesse und Wissensdrang im „Flow" (ebd. S. 209). Das geht allerdings nur,
wenn die Unterrichtenden in ihrer Persönlichkeit, ihrer Bildung und ihrem Wissen
sicher und gefestigt sind.

Moderne Didaktik beinhaltet mehr denn je das Planen, Verstehen und Analysieren
eines Phänomens. Man kann beobachten, wie SchülerInnen ihrer Umwelt, den Lernstoff, die Beziehung zur Lehrperson und auch sich selbst in diesem Prozess des Lernens wahrnehmen. Durch die Reaktion der Lernenden sind LehrerInnen gefordert
zu evaluieren. Die Unterrichtenden durchleben im Unterricht permanent den Quali-
tätszyklus nach Deming: Plan-Do-Check-Act (vgl. Benes/Groh 2011, S. 100). Didaktik in der heutigen Zeit ist somit weit mehr als die im Duden beschriebene „Lehre
des Lernens". Sie muss gleichermaßen schülerInnen-, lösungs- ziel- und wahrnehmungszentriert sein. Moderne Unterrichtsmedien und Methodenvielfalt müssen
ebenso im Repertoire der Lehrperson enthalten sein wie Empathie, Wissen, Bildung
und der absolute Wille die Studierenden optimal zu unterstützen, sie zu fordern und
zu fördern. Gute Didaktik ist die Kunst mit Leidenschaft Werte und Wissen spezifisch und individuell zu vermitteln.

2.2.3 Die wahrnehmungszentrierte Didaktik als Herausforderung in der aktuellen Lehr- und Lernlandschaft

Will man spezifisch und individuell auf Lernende eingehen, das Beste aus allen SchülerInnen herausholen und ihren Wissensdurst ebenso, wie ihre Auffassungsgabe steigern, besteht die Gefahr bald an die eigenen Grenzen zu stoßen. Die Vor- und Nach-
teile einer Wahrnehmungszentrierten Didaktik orientieren sich somit am Machbaren.
An dem, was LehrerInnen bereit sind zu investieren ohne selbst an die Grenzen ihrer
Ressourcen zu gelangen.

Rund 45 % der Unterrichtenden fühlen sich nach einer Erhebung der AUVA (2016)
gestresst und die Anzahl Burnout-gefährdeter LehrerInnen in Pflichtschulen ist nach
einer Umfrage der Gewerkschaft Öffentlicher Dienst (ebenfalls 2016) innerhalb
zweier Jahre von 10 auf 12 % gestiegen (vgl. Die Presse (Hrsg.) 2017a, b, o.S.). Unter

diesen Voraussetzungen scheint eine Qualitätsverbesserung, bzw. Umstrukturierung des Unterrichts vordergründig undurchführbar. Doch ist eine didaktische Evaluation des Unterrichts überhaupt nötig? Ist das Wissen unserer SchülerInnen, somit der Outcome des Unterrichts, denn nicht ohnedies bereits auf sehr hohem Niveau? Nach Ansicht der Klagenfurter Professorin für Sprachdidaktik, Margit Böck, ist beispielsweise die (weder politisch, noch kulturell in Angriff genommene) Leseschwäche österreichischer Kinder ein „Armutszeugnis" und eine „Peinlichkeit" für das ganze Land (Nimmervoll 2016, o.S.). Ein derartiger Mangel hat zur Folge, dass es zu einer Einschränkung von persönlicher wie beruflicher Selbstbestimmung des Lebens kommt.

Das „Programme for International Student Assessment" (PISA) bewertet im regelmäßigen Abstand von neun Jahren die Bereiche „Lesen" (2000, 2009, 2018), „Mathematik" (2003, 2012, 2021) und „Naturwissenschaften (2006, 2015, 2024). Gerade im Bereich des Lesens offeriert die PISA-Studie 2009 erschreckende Zahlen. Der vermehrte Gebrauch elektronischer Medien vieler Jugendlicher bietet eine schlechte Ausrede um das fehlende Verständnis von Gelesenem und erfasstem Sinn zu erklären. Beim sinnerfassenden Lesen mittels elektronischer Medien schneiden unsere Schulabgänger nicht besser ab als bei den Printversionen. Lag Österreich bei der Studie doch nach der Analyse des Bundesinstitutes für Bildungsforschung, Innovation und Entwicklung (vgl. Schwandtner/Schreiner (Hrsg.) 2011, S. 18f.) sowohl beim Lesen gedruckter, als auch elektronischer Medien an der drittletzten Stelle. Österreich hat der PISA-Auswertung und Interpretation von Schwandtner und Schreiner (vgl. ebd. 2010, S. 18f.) zur Folge beim Lesen einen Anteil von 28% Risikoschülern, was die Lesekompetenz betrifft. Mehr als ein Viertel der Schulabgänger im ganzen Land versteht somit den Sinn dessen, was gelesen wird nicht oder zumindest nicht vollständig.

Wenn auch das Lesen der vielleicht bekannteste Bereich der Lerndefizite österreichischer Schüler ist, so doch bei weitem nicht der einzige Anlass für einen strukturellen und didaktischen Handlungsbedarf. Im Bereich der Mathematik (2012) liegt Österreich im Mittelfeld nur knapp über dem OECD-Schnitt (vgl. Schreiner et al. (Hrsg.) 2014, S. 18). Und auch bei den Naturwissenschaften (2015), zwischen den USA und Frankreich, im Durchschnitt der getesteten Staaten (vgl. Suchań/Breit (Hrsg.) 2015, S. 49), was noch lange keinen Anlass zur Freude darstellt. PISA ist sicherlich nicht dafür geeignet, einen Einblick in alle Schularten, Altersgruppen und Lernbereiche zu geben. Die Studie bietet aber einen guten Überblick über die didaktische Landschaft von Ländern und Regionen.

Betrachtet man, wie die PISA-Ergebnisse mit der Lehr- und Lernlandschaft, dem familiären Umfeld und der Kultur eines Landes zusammenhängt, erkennt man multifaktorielle Ursachen. Eine 2017 von der American Psychological Association veröffentlichte Studie (vgl. Sutin et al. 2017, S. 144ff.) bestätigt, dass es neben dem Einkommen der Eltern und dem familiären wie gesellschaftlichen Umfeld vor allem auf die Bildung der Eltern ankommt. Weltoffenheit, Umsichtigkeit und Toleranz bilden einen Grundstock für Bildung, aufgrund dessen Basis Unterrichtende viel besser und effizienter aufbauen können. Je aufgeschlossener, aber auch (im positiven Sinn) kritischer SchülerInnen gegenüber neuem Wissen sind, umso besser können Lehrende an vorhandenem Wissen anknüpfen. Das geht mit dem in 2.1.3 beschriebenen „Lehrpersoneneffekt" von John Hattie Hand in Hand. SchülerInnen aus niedrigen sozialen Schichten und einem geringeren Bildungsstand der Eltern benötigen mehr und individuellere Betreuung durch die Lehrpersonen. Unterrichtende müssen somit zuerst eventuell vorhandene Potentiale erkennen und sie anschließend fördern. Um spezifisches und individuelles Wissen anbieten zu können müssen auch LehrerInnen wahrnehmen.

Selbstverständlich drängt sich die Frage auf, ob mittels wahrnehmungszentrierter Didaktik, somit dem Erkennen des Unterstützungsbedarfes von SchülerInnen, ein eventuell vorhandenes nationales Leistungsdefizit ausgeglichen werden kann. Messbare Leistung im internationalen Vergleich scheint wichtig zu sein. Einigen Lehrkräften, vielen SchuldirektorInnen und fast allen Politikern. Die Antwort bleibt dennoch ein klares: Nein! Wahrnehmungszentrierte Didaktik zielt (wie bereits in 2.2.2 erwähnt) nicht auf das Können ab, sondern auf das Wissen. Es geht nicht darum reproduziertes Denken wiedergeben zu können. Dafür müssen die SchülerInnen mittels Eigenengagement und regelmäßigem Üben lernen. Der Lehrkörper kann hier mittels wahrnehmungszentrierter Didaktik nur den Weg dorthin öffnen und unterstützend wirken. Die Schwierigkeit besteht darin, festzustellen, welche SchülerInnen gerade wieviel Unterstützung benötigen. Wenn Unterrichtende herausgefunden haben, was Einzelne, aber auch Gruppen motiviert, wie Lernende den unterrichtenden Stoff verstehen und ihn auffassen, dann haben sie sich die Handlungsspielräume eröffnet um ihr didaktisches Potential zu nutzen. Es geht um ein beidseitiges „verstehen lernen", darum eine gemeinsame Sprache zu finden und um das Vermitteln von Emotionen.

In Summe gesehen besteht die Herausforderung der wahrnehmungszentrierten Didaktik in einem steten Kreislauf des Erkennens und Evaluierens von Bedürfnissen. Im Qualitätsmanagement würde man dies als ein kundenorientiertes Handeln bezeichnen. Den Grad der Übereinstimmung von „soll" und „ist". Genau betrachtet sind SchülerInnen auch die KundInnen der Unterrichtenden. Das wird leider viel zu selten beachtet. Ein umfassender Unterricht beinhaltet somit die Teilbereiche dessen, was SchülerInnen vom Lehrpersonal geboten werden soll und was sie benötigen: Werte und Wissen.

Aus der Auseinandersetzung mit den Begriffen Wahrnehmung und Didaktik ergibt sich, dass vermitteltes Wissen bei allen Lernenden unterschiedliche Stimuli auslösen. Die Kunst ist es Werte und Wissen für alle SchülerInnen so zu interpretieren, dass dieser Stimulus fördernd ist und Interesse, wie Neugierde weckt. Gepaart mit Achtung vor dem, was und wie von SchülerInnen wahrgenommen wird, erzeugt dies eine Lernumgebung, die Spaß macht, fruchtbar und produktiv ist: oder wie Friedrich Nietzsche dies ausdrückte: „Die Glücklichen sind neugierig" (ebd. 1974, S. 111).

2.3 Der Zusammenhang von Lehrkompetenz und wahrnehmungszentrierter Didaktik

In Hatties Bemerkungen zu den zehn Lernfaktoren, die durch Lehrende geprägt werden (vgl. ebd. 2015, S. 151f.), wird eindeutig ersichtlich, dass der Kern der Lehrkompetenz in ihrer Wirkfähigkeit liegt. Der größte Lerneffekt seitens des Lehrpersonals kann somit erzeugt werden, wenn SchülerInnen wahrnehmen, wie wichtig dem Lehrerkörper das Lernen und damit auch das vermittelte Wissen ist. Dieses Wahrnehmen der Lernenden beruht auf zwei wesentlichen Faktoren: der Qualität der Lehrperson und der Lehrer-Schüler-Beziehung. Erinnert das nicht an den „Club der toten Dichter" (Weir 1989)?

Die Qualität einer Lehrperson wird nicht primär durch ihr fachliches Können bestimmt. Dieses hat zwar den Vorteil, dass man den unterrichteten Stoff mit einer gewissen „Tiefe" und somit Sicherheit darlegen kann, die tatsächlich hohe Effektstärke entsteht erst durch die Wahrnehmung der SchülerInnen. Unterrichtende, die eher als Lernassistenten wirken, als den Lernenden eine Hürde zu sein, die Neugierde, Interesse und Begeisterung wecken, werden von Hattie (vgl. ebd. 2015, S. 153) als Veränderer, „change agent", bezeichnet. Er stellt auch dabei auch fest, dass qualitativ fundierter Unterricht keiner „Minimax-Methoden" bedarf. Minimum input – maximum outcome zielt wieder in Richtung „können" statt auf „wissen" ab. Lernende können recht rasch feststellen ob beim Aufarbeiten des Lehrstoffes ein tatsächlich notwendiges Auseinandersetzen mit der Materie notwendig ist, oder es nur um ein Auswendiglernen von vorgegebenen Phrasen und Floskeln geht. Sie nehmen den Lerninhalt anders wahr, verinnerlichen durch die Gewichtung und klare Struktur guter Lehrender den Stoff in einer anderen Qualität. Die Methoden von Lehrkräften mit überdurchschnittlichem Effektmaß sind klar, situationsabhängig und evidenzbasiert. So unterstützen sie den Lernfortschritt individuell und reflektieren die von den SchülerInnen gemachten Erfahrungen. Auch plädiert Hattie (vgl. ebd. 2015, S. 153) für Benchmarking im Lehrerkollegium. Es spricht nichts dagegen die eigenen Maßstäbe mit denen der KollegInnen zu vergleichen. Auch hier ist letztendlich Wahrnehmung gefragt. Nämlich die Selbstwahrnehmung und die kritische Evaluation des eigenen Handelns der Unterrichtenden.

Bereits 1974 stellte Thomas Gordon in seiner bekannten „Lehrer-Schüler-Konferenz" (vgl. ebd. 2004 S. 34f.) fest, dass die positive Beziehung untereinander wesentlicher Faktor eines effizienten Unterrichts ist. Von Offenheit und Transparenz, Anteilnahme, gegenseitiger statt einseitiger Abhängigkeit, einer nötigen Distanz, aber dennoch einer gegenseitigen Befriedigung der Bedürfnisse ist hier die Rede. Gordon beschreibt somit bereits vor über 40 Jahren, dass ein gegenseitiges Wahrnehmen, eine gegenseitige Wertschätzung und Achtsamkeit gegenüber den Vorstellungen und Gefühlen des anderen einen Schlüssel zum Erfolg darstellt. Hattie bestätigt diese Auffassung. Am Austalian Council of Education Research prognostiziert er (vgl. ebd. 2003, S. 4) für konstruktives Feedback durch den Lehrer eine Effektstärke von $d = 1.13$. Ein Faktor, der mehr als den dreifachen Lernerfolg durchschnittlicher didaktischer Interventionen darstellt. Steffens und Höfer (ebd. 2011a, S. 3) bezeichnen dies als ein evaluatives Vorgehen um eine Auskunft über den Lernerfolg verfügbar zu machen: „Providing formative evaluation". Hatties klassische Aussage, dass man das Klassenzimmer mit den Augen der SchülerInnen wahrnehmen soll, wird von Neuhauser und Ettinger (vgl. ebd. 2013, o.S.) in der Presse so interpretiert, dass Lehrende wahrnehmen müssen, warum SchülerInnen gewisse Dinge schwerfallen.

Ein anderer Aspekt der Beziehung zwischen Lehrenden und SchülerInnen ist die Thematik der Erwartungshaltung. Eine negative Erwartungshaltung von Unterrichtenden bringt das Lernen zum Erliegen. Stellen SchülerInnen (wenn auch nur subjektiv) fest, dass in sie ohnehin kaum eine Erwartung gesetzt wird, tritt in negativer Form eine, von Paul Watzlawick (vgl. ebd. 2011b S. 59f.) sehr treffend beschriebene, selbstreferentielle Prophezeiung zu Tage: Lernende bekommen die Eigenwahrnehmung schlecht zu sei. Die Wahrscheinlichkeit, dass diese Prognose eintritt, wenn LehrerInnen dies nicht relativieren ist folglich recht hoch. Einen hohen Effekt erzielen Unterrichtende, die allen Lernenden zeigen, dass sie unvoreingenommen bei allen von einer Leistungssteigerung ausgehen (vgl. Hattie 2015, S. 145). Auch hier tritt wieder das beidseitige Wahrnehmen zutage. Einerseits dürfen die Lehrpersonen keine vorgefasste Meinung haben um gleichermaßen zu fördern, anderseits müssen die Studierenden empfinden, gleichermaßen behandelt zu werden. Hier tritt ein Pygmalion-Effekt auf, wie man ihn sich nur wünschen kann. Leistung entsteht unter anderem durch eine Konstruktion der Eigenwahrnehmung.

3 Diskussion des radikal-konstruktivistischen Denkens

Der Radikale Konstruktivismus kann ohne Zweifel als eine Wissenstheorie gesehen werden, die von vielen ein philosophisches Umdenken erfordert. Das realistische Weltbild eines René Descartes, das rationalistische Denke eines Sir Carl Popper, sowie die gesamte behavioristische Wissenschaft, ob Pawlow oder Skinner: sie alle werden in Frage gestellt (vgl. von Glasersfeld 1996b, S. 65ff.). Es ist schwer sich von bereits lange geprägten Gedanken und Verhaltensmustern zu lösen, denn das verlangt Mut. Den Mut neue Wege zwar mit einer gesunden Skepsis, aber auch mit Offenheit und Neugierde zu begehen. Es ist nicht leicht Wissenschaftler und Denker, deren Ideen und Erkenntnisse einen oft über Jahre begleitet und geleitet haben, zu hinterfragen. Es drängt sich unweigerlich die Idee auf, dass man sein bisheriges Leben, sein Denken und Handeln, auf einem falschen Fundament gebaut hat. Eine derartige Einsicht wäre jedoch fatal, da es den Eindruck entstehen ließe einen großen Teil seines Daseins mit falschen Annahmen vergeudet zu haben. So eine Überlegung ist allerdings unbegründet. Der Radikale Konstruktivismus erhebt keinen Anspruch auf eine absolute Wirklichkeit. Das kann er gar nicht. Er geht nämlich davon aus, dass es keine absolute Wirklichkeit gibt. Oder wie Paul Watzlawick (Watzlawick/Pörksen 2008, S. 219) dies pointierter ausgedrückt hat: „Denn nur im Zusammenbrechen unserer Wirklichkeitskonstruktion begreifen wir, dass die Welt nicht so ist, wie wir sie uns entworfen haben".

Die Diskussion des Radikalen Konstruktivismus verlangt somit Vertrauen. Das Vertrauen in seine eigene Urteilskraft und den bereits beschriebenen Mut das loszulassen, was man bislang als real erachtet hat. Es kann eine sehr spannende Erfahrung sein, sich die Konstruktionen des eigenen Geistes aus einer Metaebene anzusehen, zu erforschen wie das eigene Gehirn seine Wirklichkeit aufbaut. Und ob man es glaubt oder nicht: ab diesem Moment denkt man bereits konstruktivistisch, da man sich selbst als einen Beobachter erkennt. Es besteht somit die Möglichkeit das gedankliche Konstrukt der eigenen Wirklichkeit mit Freude zu betrachten. Mit der Neugierde mehr über die Vorstellung unserer Wirklichkeit und die Radikalität unserer subjektiven Wahrnehmung zu erfahren.

© Springer Fachmedien Wiesbaden GmbH, ein Teil von Springer Nature 2019
O. Proksch, *Wahrnehmungszentrierte Didaktik in der Pflegeausbildung*,
Best of Pflege, https://doi.org/10.1007/978-3-658-24748-5_3

3.1 Grundlagen des Konstruktivismus

Die eigentliche Geburtsstunde eines modernen konstruktivistischen Denkens sieht der Germanist und Medienwissenschaftler Bernhard Pörksen (vgl. ebd. 2011, S. 13) in einem Essay Humberto Maturanas aus dem Jahr 1970. In einem Report der Universität von Illinois bringt Maturana aus neurobiologischer Sicht zum Ausdruck, dass alles Gesagt von einem Beobachter gesagt wird: „Anything said is said by an observer" (Maturana 1980, S. 8). Mit dieser, im ersten Moment simpel anmutenden Aussage, beginnt die Idee zu reifen, dass die Analyse des Beobachters eine ebenso wesentliche Erkenntnis darstellt, wie die Beobachtung selbst. Hierbei werden Objekt und Subjekt als eine untrennbare Einheit gesehen. Selbst wenn diese Überlegungen bereits seit den Vorsokratikern in allen Wissenschaftsgebieten immer wieder angedacht wird (vgl. von Glasersfeld 2008, S. 48), stellt diese erste naturwissenschaftliche Auseinandersetzung seitens der Neurobiologie ein Novum des Denkens dar. Es wird legitim wissenschaftlich mit dem Gedanken zu spielen, dass es so etwas wie eine vom Betrachter unabhängige Realität, unwiderlegbare Wahrheit oder eine absolute Wirklichkeit nicht geben kann (vgl. von Glasersfeld, 2015 S. 13f.). Heinz von Förster (ebd. o.J. zit. n. von Glasersfeld, 1996b, S. 16) bringt diese Überlegung noch treffender auf den Punkt: „Objektivität ist die Wahnvorstellung, Beobachtungen könnten ohne Beobachter gemacht werden". Er plädiert somit sich geistig von der Vorstellung einer Objektivität zu verabschieden. Wahrnehmung basiert immer auch auf unseren Erfahrungen und unserer Kognition, durch die wir geprägt sind. Somit kann es nur noch die Koexistenz von Subjekt und Objekt geben, die sich gegenseitig bedingen. Die Existenz einer Außenwelt wird hierbei aus konstruktivistischer Sicht nicht angezweifelt, womit eine klare Abgrenzung zum Solipsismus besteht. Die Frage aus konstruktivistischer Sicht richtet sich daher nicht auf die Inhalte einer Wahrnehmung, sondern darauf wie dieser Reiz auf uns wirkt (vgl. Schmidt 1987, S. 13). Unser Gehirn interpretiert somit jede Wahrnehmung anhand unserer Erfahrungen und unseres Denkvermögens – wir erfahren Individualität. Diese theoretische Auseinandersetzung mit der Thematik auf akademischer Ebene eröffnet erstmals die Möglichkeit eines erkenntnistheoretischen Paradigmenwechsels von einer realen zu einer konstruierten Wirklichkeit (vgl. ebd., S. 72ff.) und erfolgt in vielen unterschiedlichen Disziplinen, Wissenschafts- und Forschungsgebieten, sowie philosophischen Schulen.

3.1.1 Arten konstruktivistischen Denkens

Beleuchtet man konstruktivistisches Denken und die dahinterstehende Philosophie in der Vielzahl seiner Ausprägungen und Erscheinungsformen, erkennt man rasch, dass es „den" Konstruktivismus als solches nicht gibt. Vielmehr haben sich, teilweise in historischer Entwicklung, aber manchmal auch annähernd zeitgleich, eine Vielzahl an Varianten, Formen und Anschauungen gebildet. Sie alle erheben den Anspruch konstruktivistisch zu sein, da sie die Existenz einer universell vorhandenen Wirklichkeit hinterfragen. Pörksen (vgl. ebd. 2011, S. 16ff.) sieht die unterschiedlichen Richtungen des Konstruktivismus anhand der Disziplinen, in denen die ursprünglichen Überlegungen stehen. Somit gibt es einen philosophischen, einen psychologischen, aber auch kybernetischen, neurobiologischen oder soziologisch fundierten Ansatz. Er bezieht sich in seiner Unterteilung darauf, wie die Forscher in ihrem eigenen Fachgebiet die Wirklichkeit sehen. Ein weitaus komplexerer Zugang ist eine Unterteilung nach den philosophischen Grundannahmen diverser Forscher und Autoren, sozusagen nach Schulen und Strömungen. Hier gibt es eine Vielzahl an Ansätzen, deren Überzeugungen untereinander teilweise stark divergieren, andererseits wiederum in vielen Bereichen Gemeinsamkeiten aufweisen. Diese kann man am ehesten sinnvoll unterscheiden, wenn man überlegt, welche philosophische Grundaussage der Art des Denkens zugrunde liegt.

Eine der ältesten und bekanntesten konstruktivistischen Strömungen, sozusagen das „konstruktivistische Paradigma" (Krope et al. 2002, S. 13) ist die „Erlanger Schule", die auch unter dem Namen Methodischer Konstruktivismus bekannt wurde. Ihr geht es um systemisch und methodisch begründete Beweisführung und Analyse der Wissenschaft. Nach dieser Schule bilden Sprache und Wirklichkeit eine untrennbare Einheit. Sprache konstruiert die Wirklichkeit, die Erlanger Schule nennt dies „Orthosprache" (vgl. Krope/Wolze 2005, S. 70). Die Grundlagen ihrer Erkenntnis gründen auf den Werken Ludwig Wittgensteins. Der wesentliche Schritt der methodischen Konstruktivisten ist die „Disziplinierung des Denkens", wie Wille dies (vgl. ebd. 2011, S. 160ff.) sieht. Durch die Erlanger Schule hat sich die wissenschaftliche Sprache so ins Positive verändert, dass es seither Usus ist Begriffe, die man verwendet auch ausführlich und gewissenhaft zu definieren, damit Wissenschaftler und Leser, bzw. Zuhörer bei allen Begriffen das Gleiche verstehen.

Als Interaktionisten bezeichnet man die wichtigste Strömung der soziokulturellen Vertreter des Konstruktivismus im 20. Jahrhundert. Auf den pragmatischen

Erkenntnissen John Deweys aufbauend beruft sich der Interaktionismus auf die kulturellen und sozialen Ursprünge jedes Einzelnen. Demokratie und konstruktivistisch umsetzbare Lerntheorien sind hier die wichtigsten praktisch umsetzbaren Eigenschaften. Nach Tilmann Sutter (2009, S. 12f.) nimmt diese Form des Interaktions-Konstruktivismus eine Mittelstellung zwischen der Erlanger Schule und dem Radikalen Konstruktivismus ein, spielt daher mit beiden ideologischen Ansätzen.

Die dritte wesentliche philosophische Richtung des 20. Jahrhunderts ist der hier ausführlich beschriebene Radikale Konstruktivismus. Der wesentlichste Denkansatz hierbei ist, dass sich das Wissen und der in weiterer Folge das Handeln aller Menschen aus einem rein subjektiven Dasein bildet (vgl. von Glasersfeld 1996b, S. 22). Unsere Erfahrung ist immer Mitinterpret der Wahrnehmung. Diese ist wiederum, genauso wie Sprache, immer subjektiv. Selbstverständlich gibt es im radikal-konstruktivistischen Denken sowohl klare Unterscheidungen, als auch harmonische Übereinstimmungen mit anderen Formen konstruktivistischen Denkens.

Es gibt weit mehr konstruktivistische Ansätze, wie etwa systemische, mathematische, politische und metatheoretische. Wesentlich ist es, bei allen offensichtlichen Unterschieden konstruktivistischer Denkansätze, zu verstehen, dass es sich hier um keine Abspaltungen, also kein Sektierertum handelt. Vielmehr sind im Laufe der Zeit eine Vielzahl an Spielformen und gedanklicher Konstrukte entstanden, die somit wiederum die Prämisse des konstruktivistischen Denkens widerspiegeln: dass das Finden einer absoluten Wahrheit spätestens seit Hume und Kant aus philosophischer Sicht nichtmehr haltbar ist (vgl. Watzlawick, 2015, S. 91).

Verbindet man nun die Ansätze wissenschaftlicher Fachgebiete und Disziplinen mit den konstruktivistischen Strömungen, Denkansätzen und Philosophien, kann man Muster und Zusammenhänge erkennen. Je nachdem, aus welchem Fachgebiet ein Wissenschaftler, Autor oder Philosoph kommt, kann man sich somit auch die Art seines konstruktivistischen Denkens annähern.

3.1.2   Vertreter verschiedener konstruktivistischer Ideen und Vorstellungen: die Entstehung konstruktivistischen Denkens

Wenn man davon ausgeht, dass (wie oben bereits beschrieben) Maturana 1970 den Begriff des Konstruktivismus erstmals in wissenschaftlichem Sinn gebrauchte, muss es etwas davor gegeben haben, eine Entwicklung die zu seiner Erkenntnis führte. Als Vorläufer des Konstruktivismus kann man somit alle Philosophen bezeichnen, die bereits mit dem Gedanken spielten, dass es keine Realität an sich gibt und die Umwelt im Geist des Betrachters entsteht. Auch die Einsicht, dass das Gehirn per se nur bioelektrische Ereignisse in Form von Nervenpotentialen versteht, somit den eigentlichen Reizursprung nicht erkennen kann (vgl. Roth 1987a, S. 232), stellt bereits eine Grundlage konstruktivistischen Denkens dar.

Sokrates war vermutlich der erste Philosoph der westlichen Welt, dessen Ideen belegbar dokumentiert wurden. Platon (vgl. ebd. 2016b S. 216ff.) erklärt das berühmte Höhlengleichnis des Sokrates in seinem 7. Buch der Politeia (Der Staat) etwa im 3. Jahrhundert vor unserer Zeitrechnung. Hier beschreibt der Schüler die sokratische Vorstellung der Ideenlehre: dass alles Wahrnehmbare nur unvollkommene und somit bestenfalls fragwürdige Abbilder der Wirklichkeit sei. Bereits die vorsokratischen Skeptiker, seit der Schule des Pyrrhon von Elis, 400 Jahre vor unserer Zeitrechnung, erkannten wie unzuverlässig unsere Sinne sind. Diese Quellen wurden jedoch erst von Sextus Empiricus 100 Jahre nach Christus zusammengetragen und aufgezeichnet, sind somit wissenschaftlich nur schwer nachzuverfolgen. Der Vollständigkeit halber muss erwähnt werden, dass in annähernd allen östlichen Kulturen, vor allem dem Daoismus und dem Buddhismus teilweise sogar seit weit längerer Zeit ähnliche Denkansätze bestehen. Da es zu dieser Zeit jedoch nur mündliche Übertragungen gab, sind auch hier Quellen nur schwer belegbar.

Ob man es nun als konstruktivistisch betrachtet, dass Galileo Galilei 1633 die Wahrnehmung der römisch-katholischen Kirche hinterfragte und in Zweifel stellte, mag Ansichtssache sein. Seine Auflehnung gegen alle „Jasager" seiner Zeit bleibt jedoch ein hervorragendes Beispiel alles in Frage zu stellen, was wir als „wahr" betrachten. Die europäische Gesellschaft beginnt seither offensichtlich geglaubtes skeptisch zu betrachten. In Folge begann von der Mitte des 17. bis Mitte des 18. Jahrhunderts in England eine starke empiristische Strömung. John Locke, George Berkeley und David Hume hinterfragten offen das Denken Descarts. Die Realität eines anderen Menschen als wahr zu erkennen vergleicht Locke beispielsweise mit einem Traum, von dem wir während des Träumens ebenfalls denken, dass dieser real sei (vgl. ebd. 1791, S. 279). Annähernd zur gleichen Zeit beschreibt in Italien Giambattista Vico vermutlich als erster überhaupt, so meint Ernst von Glasersfeld (1996b, S. 76), dass rationales Wissen von, bzw. im einzelnen Individuum selbst konstruiert wird. In Deutschland etabliert sich zu dieser Zeit Immanuel Kant als vehementer und kritischer „nonRealist", als markantester Philosoph der Aufklärung. So teilt er (vgl. ebd. 1833, S. 44) das Sinnempfinden („Sinnlichkeit") in die Bereiche des Sinnes (als Vermögen der

Anschauung) und die Einbildung, somit eine rein subjektive Wahrnehmung der Umwelt. In seinem Werk „Streit der Fakultäten" (ebd. 1880, S. 92) schreibt er: „Der Mensch denkt mit seinem Verstande ursprünglich, und er schafft sich also seine Welt".

Im 19. Jahrhundert wird die Beziehung zwischen Ursache und Wirkung neu bewertet. Die markantesten Vertreter, die mit der Idee einer konstruierten Wirklichkeit spielten sind vermutlich Charles Darwin, Friedrich Nietzsche und der Physiologe Hermann von Helmholtz (vgl. von Glasersfeld 1996b S. 56ff.). Im 20. Jahrhundert wurde immer klarer, dass die Realität, wie wir sie uns vorstellen eine subjektive ist. Immer mehr Wissenschaftler, Philosophen, Psychologen, Literaten und Mediziner erkennen, dass der althergebrachte Realismus nicht, oder zumindest nur bedingt existent sein kann. Beginnende konstruktivistische Überlegungen gibt es bei Sigmund Freud, Ludwig Wittgenstein, Erwin Schrödinger, Gregory Bateson, Konrad Lorenz, Albert Einstein (vgl. von Glasersfeld 1996a o.S.; 1996b S. 56ff.), aber auch bei Jean-Paul Sartre in seinem Werk „Das Spiel ist aus" (vgl. ebd. 2008, S. 138f.), um nur einige zu nennen.

Die große Wende von philosophisch geleiteten Gedankenspielen zu klaren, großteils bereits evidenzbasierten Studien kam mit dem schweizer Begründer der genetischen Erkenntnistheorie, Jean Piaget (vgl. von Glasersfeld 1996b, S. 100). Auch wenn sich Piagets Arbeit primär um die Entwicklung des Kindes (in kognitiver wie seelischer Hinsicht) handelt, kommt er im Zuge dessen doch häufig auf das Konstruieren der kindlichen Wirklichkeit. Gerade sein Arbeiten mit dem jungen, unbeeinflussten Geist, dem Puren und Klaren, macht seine Arbeit so wertvoll. Mary Ann Pulaski, die oft schwer verständlichen Werke Piagets zu einem klaren und stringenten Wissen zusammenführt, erklärt (vgl. Pulaski 1979, S. 132), dass seine Interpretation von Wahrnehmung großteils reizabhängig ist. So meint Piaget, dass eine perzeptuelle Erfahrung unbekannter Reize von uns nur zu etwa 50% aufgenommen wird. Erst bei mehrmaliger Interaktion kommt es zu einer ausreichenden Wahrnehmung. Wir müssen erst lernen das in unserem Geist entstandene Phänomen zu konstruieren. Das wesentlichste Ziel seiner Bemühungen ist nach Ernst von Glasersfeld (vgl. ebd. 1996b, S. 104) der „Aufbau eines viablen Modells", also einem Weltbild, das dem, was wir Realität nennen, so nahe wie möglich kommt.

Ähnlich den konstruktivistischen Ansätzen, die bei Piaget im schweiz-französichen Denken der Entwicklungspsychologie entstehen, bildet sich im Angloamerikanischen ein anthropologisch-konstruktivistisches Denken. Gregory Bateson gibt mit seinen

Lerntheorien (vgl. ebd. 1996, S. 362ff.) ein massiv konstruktivistisch geprägtes Denken vor. In seiner Theorie des „Lernen III" stellt er (vgl., ebd. S. 395) massiv das „Selbst" in Frage. Der erste Ansatz der Untrennbarkeit von Subjekt und Objekt ist wissenschaftlich angedacht.

Zur gleichen Zeit der Entwicklung von Piagets und Batesons Theorien keimt in dem Musikwissenschaftler und Theologen Wilhelm Kamlah die Idee, die wissenschaftliche Sprache fundierter und beweisbarer zu gestalten. Durch die Gründung der konstruktivistischen „Erlanger Schule" entsteht ein von deutschen Universitäten stark ausgehender evidenzbasierter Trend. Gemeinsam mit dem jüngeren Mathematiker Paul Lorenzen etabliert er den Methodischen Konstruktivismus als Grundlage wissenschaftlich klaren und stringenten Denkens (vgl. Wille 2011, S. 160f). Diese Idee breitet sich rasch aus und fußt auch in der Universität von Bologna. Die „Logische Propädeutik" der Erlanger Konstruktivisten entspricht nämlich Umberto Ecos bekannter Aussage „Definiert jeden Begriff, wenn ihr Ihn zum ersten Mal verwendet. Könnt ihr ihn nicht definieren, so verwendet ihn nicht" (ebd. 2007, S. 194).

Ernst von Glasersfeld, der von Piaget und Wittgenstein, aber auch Kant und Bateson stark geprägt ist, gilt als der Begründer des radikalen Konstruktivismus. Sein Denken begründet sich jedoch nicht nur auf eine große Anzahl von Philosophen, die er bei seinem Studium im Wien kennenlernte. In hohem Maße gewann er seine Erkenntnis auch von sprachlichen Begriffsunterschieden (er wuchs lange Zeit viersprachig auf), die er erkannte und analysierte. Nach eigenen Erzahlungen (vgl. von Glasersfeld 1996b, S. 49) wurde eine Tagung in San Francisco mit dem Thema „Die Konstruktion von Wirklichkeit" zu dem markanten Ausgangspunkt des Radikalen Konstruktivismus schlechthin. Die für ihn so beeindruckende Tagung wurde von Francisco Varela und Heinz von Förster ausgerichtet. Es war das einzig Mal, dass er mit diesen, ebenso wie mit Paul Watzlawick und Gregory Bateson gemeinsam zusammenkam. Aus konstruktivistischer Sicht ein Jahrhundertereignis. Von Glasersfeld verfasst die Grundprinzipien des Radikalen Konstruktivismus (vgl. Köck 2011, S. 383). Gemeinsam mit dem Kybernetiker Heinz von Förster und dem Psychotherapeuten Paul Watzlawick bildet er die „österreichische Trias" des Radikalen Konstruktivismus (vgl. Universität Innsbruck 2017, o.S.). Während von Förster erforschte „wie" der Mensch handelt, ist Watzlawick der Verführer mit der feinen Klinge (vgl. Simon 2011, S. 226), der den Menschen einen konstruktivistischen Spiegel vorhält. Sowohl das Interview mit Heinz von Förster „Wahrheit ist die Erfindung eines Lügners" (von Förster/Pörksen

2016), als auch Watzlawicks „Anleitung zum Unglücklichsein" (ebd. 2011a) gehören mittlerweile zu den Klassikern der kommunikationswissenschaftlichen Literatur.

Parallel zu den europäisch-amerikanischen konstruktivistischen Ideen, die primär auf Mathematik und zwischenmenschlicher Kommunikation begründet sind, entwickelt sich in Chile eine biologische Sichtweise nicht-rationalen Denkens (vgl. Siebert 1997, S. 285). Der bereits erwähnte Humberto Maturana und sein (damals noch) Student Francisco Varela ergründen das konstruierte Denken auf zellularer und neurobiologischer Ebene. Ihr gemeinsames 1987 erstmals veröffentlichtes Werk „Der Baum der Erkenntnis" bildet einen wesentlichen Meilenstein, um die biologische Sichtweise des Radikalen Konstruktivismus im deutschsprachigen Raum salonfähig zu machen (vgl. Müller 2011, S. 255). Begriffe wie „Autopoiese" oder „natürliches Driften" werden hier erstmals erwähnt. Maturana und Varela sträuben sich jedoch strikt gegen die deutschsprachige Darstellung, dass sie Konstruktivisten sind. Gerade Varela betont dies vehement in dem Zusammenhang, dass er Subjekt und Objekt als gleichberechtigte Einheit sieht (vgl. Varela/Pörksen 2008, S. 118).

Viele konstruktivistische Begriffe, wie der einer erfundenen Wirklichkeit, oder die Autopoiese, werden von dem Soziologen Niklas Luhmann für seine 1984 entwickelten Systemtheorie entlehnt. Diese kann sich jedoch aufgrund einer teilweise sehr theoretischen und abstrakten Ausdrucksweise (vgl. Luhmann 1987) nur bedingt durchsetzen. Die Definition von der „Zweckgebundenheit aller Einheiten", somit die teleologische Sichtweise Luhmanns, steht im krassen Gegensatz zu Maturana und Varela (vgl. ebd. 2015, S. 103f.), die mit dem „natürlichen Driften" die Zufälligkeit der Evolution untermauern.

Neben den meist radikalen gedanklichen Konstrukten entwickelt sich am Ende des 20. Jahrhunderts auch eine eher gemäßigte, aber durchaus praktische Ansicht des Konstruktivismus. Viele Unterrichtende, Sprachwissenschaftler und Soziologen nehmen sich konstruktivistischer Ideen an. Auch wenn es eine „konstruktivistische Lerntheorie" als solche nicht gibt, wie das der deutsche Pädagoge und Konstruktivist Horst Siebert (vgl. ebd. 1998, S. 35) darlegt, werden viele Ansätze aufgegriffen und umgesetzt. Die Problematik liegt nach Siebert (vgl. ebd., S. 35) darin, dass das Lernen an und für sich im Gehirn nicht so genau lokalisiert werden kann, wie andere kognitive Aktivitäten. Ein anderer konstruktivistischer Pädagoge unserer Zeit ist Kersten Reich. Als Begründer des interaktionistischen Konstruktivismus ist er im deutschsprachigen Raum federführender Vertreter von systemisch-konstruktivistischer

Publikationen in der Pädagogik. Sein Hauptansatz ist der Bereiche Konstruktion, Rekonstruktion und Dekonstruktion der Gedankenwelt (vgl. Reich 2010, S. 118ff.). Gemeinsam mit dem Therapeuten Prof. Reinhard Voß entsteht ein neues Paradigma der Lernpsychologie.

An vielen geisteswissenschaftlichen Fakultäten, wie beispielsweise der Universität Köln, an der Kersten Reich unterrichtet, gibt es zurzeit unterschiedlich starke Gruppen, die konstruktivistisches Denken fördern und auch praktisch damit arbeiten. Hier haben sicherlich auch der Verhaltenspsychologe Gerhard Roth (Universität Bremen) und der Soziologe Peter M. Hejl (Universität Siegen) wesentliche Forschungsarbeit geleistet. In allen anderen Wissenschaftsbereichen gab und gibt es selbstverständlicher Weise ebenfalls konstruktivistische Vordenker. Ob Jakob von Uexküll (der Vater von Thure, dem Begründer der Psychosomatik) im Bereich der Biologie, Michael Ende (Die unendliche Geschichte) im Bereich der Literatur, oder Carl Friedrich von Weizsäcker als Quantenphysiker und Friedensforscher – alle haben erkannt, dass die Welt „da draußen" nicht so existiert, wie sie sich jeder Einzelne vorstellt (vgl. von Glasersfeld 1996a o.S.; 1996b S. 56ff). Die logische Folge ist es zu hinterfragen, ob es so etwas wie eine konstruktivistische Erkenntnistheorie gibt.

3.1.3 Konstruktivismus als Erkenntnistheorie

Kann es sein, dass jede philosophische Frage, die sich stellt, bei Sokrates und Platon ihren Ursprung findet? Die Erkenntnis des Nichtwissens, scio nescio, wird häufig als Ursprung der Epistemologie gesehen. Dieser „verlateinisierte" Ausdruck in der bekannten Form wurde jedoch weder von Platon, noch von Cicero verfasst, der im Original: "ipse se nihil scire id unum sciat" (Cicero, 1997, S. 282) schrieb. Der bereits vor Sokrates verwendete, altgriechische, Ausdruck von Lehrern, bedeutet daher simpel: „manchmal weiß ich etwas, manchmal nicht". Also: der Lehrer kann nicht alles wissen. Nur festzustellen, dass man etwas nicht weiß bedeutet jedoch noch lange nicht zu erkennen. Dieser Schritt wird erst viel später von Hume, Locke und nicht zuletzt von Kant begangen. Dieser unterscheidet in der „Kritik der reinen Vernunft" (1878a, S. 555) das eigentliche Erkennen selbst (a priori) und das Erkennen beruhend auf Erfahrung (posteriori). Mittlerweile hat sich der Begriff der Epistemologie jedoch weitgehend dahin gewandelt, dass viele Philosophen sich in dieser Beziehung fragen „wie" Erkennen entsteht. Je nach Fachrichtung wird nach dem soziologischen, geschichtlichen, kybernetischen, biologischen, etc. Ursprung des Erkennens geforscht.

Will sich der Konstruktivismus somit als Erkenntnistheorie etablieren, muss er den wissenschaftlichen Voraussetzungen entsprechen. Er muss ernsthaft bemüht sein eine Antwort auf die Frage nach dem Ursprung des Erkennens zu finden. Wolfgang Detel, emeritierter Professor für antike Philosophie an der Goethe-Universität in Frankfurt, geht in seinem „Grundkurs Philosophie" (vgl. ebd. 2014, S. 39f.) davon aus, dass die traditionelle Epistemologie das Ziel hat beweisbare Wahrheit zu erkennen. Andernfalls würde sich der Begriff der Erkenntnistheorie selbst ad absurdum führen. Von dieser generellen Grundannahme über das Erkennen hat der (Radikale) Konstruktivismus kaum die Möglichkeit sich als solche zu bezeichnen. Postuliert er doch, dass es Wahrheit und Wirklichkeit de facto nicht gibt, fällt es schwer eben diese Eigenschaften als Grundlage seiner Existenz anzuführen. Es muss somit eine andere Auffassung vom Erkennen etabliert werden um stringent zu bleiben. Die zweite Überlegung, die anzustellen ist um festzustellen, ob es eine konstruktivistische Epistemologie überhaupt geben kann, muss sich mit den konstruktivistischen Zielen befassen. Stellt der Konstruktivismus überhaupt den Anspruch eine Erkenntnistheorie zu sein? Die gemeinsame Antwort kann nur durch Konstruktivisten selbst gefunden werden.

Der Kommunikationsforscher Siegfried J. Schmidt geht dieses Problem des Wahrheitsbeweises recht pragmatisch an. Er ersetzt (ebenso wie von Glasersfeld und von Förster) die Frage nach der Wahrheit, also dem „was ist" gegen die Überlegung „wie etwas wahrgenommen wird" (vgl. Schmidt 1987, S.13). Dies ist natürlich eine streng radikal-konstruktivistische Sichtweise, da Wahrnehmung als subjektive (in diesem Fall explizit: individuelle) Interpretation von Reizen gesehen wird. Generalisiert man die Wahrheit nicht für alle Individuen, sondern gesteht man jedem einzelnen Subjekt seine einzigartige Wahrheit zu, erkennt man, dass sich die Frage nach einer absoluten Wahrheit nicht stellt, im Prinzip überhaupt nicht stellen kann. Heinz von Förster formuliert das (ebd. 2015, S. 51), in Zusammenhang mit der Erläuterung des „Blinden Flecks", auf einfachste Weise: „(...) denn was man wahr-nimmt, nimmt man für wahr. Es gibt ja kein Falschnehmen." Die Beobachtung und damit gewonnene Erkenntnis darüber, dass und auf welche Art und Weise man Phänomene erkennt, ergibt somit das radikal- konstruktivistische Denken. Ernst von Glasersfeld grenzt sich jedoch (vgl. ebd. 1996b, S. 13) bewusst vom Begriff der klassischen Epistemologie ab und sieht den Radikalen Konstruktivismus eher als Wissenstheorie. Dennoch wird sowohl von ihm, als auch vielen anderen Kognitionswissenschaftlern der Radikale

Konstruktivismus als Erkenntnistheorie beschrieben um den Sinn des Wortes in der allgemeinen Semantik beizubehalten.

Bei der Erlanger Schule liegt die Sichtweise etwas anders, da diese von einer gemeinsam verstandenen Wahrheit ausgeht, die auf einer klar definierten gemeinsamen Sprache beruht. „Was wahr ist" hat im Methodischen Konstruktivismus somit einen hohen Stellenwert (vgl. Lorenzen 1967, S. 4ff.). Dieser Schule geht es jedoch darum wissenschaftliches Denken korrekt zu konstruieren, methodisch zu hinterfragen (vgl. Wille 2011, S. 163). Sie stellt nicht den Anspruch eine Erkenntnistheorie zu sein, ihr geht es um die Beweisbarkeit der Dinge per se. Auch der interaktionistische Konstruktivismus stellt keinen Anspruch darauf epistemologische Theorien zu entwickeln. Völlig pragmatisch bezieht sich Kersten Reich in seinem Hauptwerk „Die Ordnung der Blicke" (vgl. ebd. 2009, S. 210) auf eine Studie von Berger und Luckmann (1995). Er beschreibt eine Vielzahl von erkennbaren „Wirklichkeiten", geht jedoch davon aus, dass die meiste Zeit eine objektivierte und vorkonstruierte „Alltagswirklichkeit" vorliegt, die wir zum Er- und Überleben in unserer Welt brauchen.

Maturana und Varela (vgl. ebd. 2015, S. 29) sehen als einen der größten Skandale unserer westlichen Kultur, dass wir unser Erkennen als solches kaum noch wahrnehmen. Ihrer Theorie nach (vgl. ebd., S. 31) bringt der Regelkreis von Handlung und Erfahrung durch jedes einzelne Erkennen eine neue Welt hervor. Erst nach seiner gedanklichen Abspaltung von Maturana entwickelt Francisco Varela mit seinem Schüler Evan Thompson und der Kognitionspsychologin Eleanor Rosch eine neue Sichtweise. Sie beschreiben den „Mittleren Weg der Erkenntnis" (ebd. 1992, siehe 3.4.). Ihnen geht es nicht mehr bloß um das Erkennen und Beobachten durch einen Beobachter. Sie implementieren die Selbsterfahrung (des „sich selbst Erkennens im verkörperten Geist) der Madhyamika (Sanskrit: Mittlerer Weg) - Tradition auf wissenschaftlich fundierter Ebene als wesentlichen Teilbereich jeglicher Erkenntnis (vgl. Weber 2011, S. 204f.).

3.2   Radikalität des Denkens

Der Begriff der Radikalität hat in unserem Sprachverständnis grundsätzlich einen gewissen bedrohlichen Beigeschmack, eine unumstößliche, strikte und geradezu uneinsichtige Note. Das vom lateinischen *radix* (die Wurzel) abgeleitete Wort (vgl. Duden 2001, S. 838) bedeutet jedoch in seiner ursprünglichen Form, dass man genau diese sucht. Es geht also darum den Ursprung, den Kristallisationskeim, bzw. die Essenz einer Sache zu ergründen.

Ernst von Glasersfeld begründet in Watzlawicks (Hrsg.) „Die erfundene Wirklichkeit" (vgl. von Glasersfeld 2010, S. 22) die Radikalität seiner Theorie damit, dass er eine objektive Wirklichkeit de facto ablehnt. Ordnung und Organisation von dem, was wir Erfahrung nennen, existiert ausschließlich in unserer Erlebenswelt. Das Radikale an diesem Gedankenschritt ist somit eben das „Zuendedenken", das wörtliche „back to the roots": Wahrnehmungen beruhen auf elektrischen Impulsen, die mittels Erfahrungen zum individuellen Erleben werden. Von Glasersfeld schreibt sogar selbst, dass die Radikalität dieser Form des Konstruktivismus Teile einer Erkenntnis(lehre) ans Licht bringt, die sonst unbeachtet blieben. Es ist offensichtlich, dass dies für viele unbequem ist. Die Radikalität fordert den Menschen auf für sein Denken, Tun und Handeln selbst Verantwortung zu übernehmen (vgl. von Glasersfeld 1987, S. 198). Somit entsteht durch die Radikalität des Denkens ein Aufruf zur Kommunikation.

3.2.1   Von der Sinnesreizung zum Lernen durch Kommunikation

Die bereits in 2.2.1 besprochene Entdeckung des „Erkennens im Gehirn" durch Müller (vgl. ebd. 1837, S. 617ff.), auch wenn sie heutzutage teilweise relativiert ist, sowie die daraus folgenden emotionalen Reaktionen, bilden Ausgangspunkt für jede Form der Interaktion. Somit auch Kommunikation. Diese Forschungsergebnisse führt unter anderem dazu, dass Broca 1861 das Sprachzentrum im Gehirn entdeckt (vgl. Meyer 2005, S. 24). Für die Menschheit beginnt nun eine wissenschaftliche Reise von den Ursprüngen zu allen erdenklichen Möglichkeiten menschlicher Kommunikation. Stellen wir hierbei fest, dass wir durch konstruktive Kommunikation schneller und effizienter lernen können, befinden wir uns bereits an der Schwelle der Erkenntnis moderner menschlicher Evolution. Durch kommunikative Interaktion Neugierde zu wecken wird letztendlich eine Aufforderung zum Lernen (vgl. Foerster/Pörksen 2016, S. 71). Man kann somit sagen: ein Stimulus, ein Anreiz zum Lernen, ist notwendige Kommunikation. Das (von einender) Lernen ist Überlebensprinzip der Evolution.

Noch unspezifischer als die Wahrnehmung ist die Reaktion eines Lebewesens auf einen neuronalen Impuls. Die Entscheidung, wie die Reaktion eines Organismus auf eine Reizung ausfallen wird, ist derart komplex, dass die Neurowissenschaft zurzeit nicht einmal annähernd bestimmen kann auf welche Art und Weise die Efferenz auf einen Reiz erfolgen wird. Auch wenn bei sehr einfachen Verhaltensmustern Folgereaktionen im Groben absehen lassen, ist eine exakte neuronale Reaktionsabfolge nicht vorhersagbar (vgl. Varela 1998, S. 86). Man kann dies mit einem Stein vergleichen, den man immer wieder an der gleichen Stelle ins Wasser wirft. Ist die Auswirkung an der Wasseroberfläche in Form der Wellenbildung zwar jedes Mal ähnlich, so doch auch immer unterschiedlich und keinesfalls planbar.

So faszinierend der Unterschied aller Lebewesen, nicht nur in ihrem Aussehen oder der genetischen Struktur, sondern auch in ihrer Erfahrung, ihrem Denken, der Wahrnehmung und Empfindung ist, so schwierig wird es mittels Semantik so etwas wie eine Kommunikation zu beginnen. Diese Interaktion in weiterer Folge noch aufrecht zu erhalten, oder damit ein gemeinsames Ziel zu erlangen, erscheint bei genauerer Betrachtung als ein annähernd undurchführbares Unterfangen. Dennoch hat es die Menschheit geschafft sich mittels äußerst komplexer Kommunikationsformen von der Masse der Lebewesen abzusetzen. Sieht man unsere Sprache und unsere Art zu kommunizieren als evolutionäre Überlebensstrategie, muss es Gemeinsamkeiten geben, die trotz unterschiedlicher Wahrnehmung brauchbar transportiert werden können. Im Bereich quantitativer Fakten scheint es noch verständlich. Unsere Kognition ist oft der Auffassung, dass alle Fakten unumstößliche Wahrheiten sind, die von jedermann gleich interpretiert werden müssen. Es besteht die Möglichkeit Parameter, Referenzwerte oder Grenzen zu definieren. In Folge kann die Wahrnehmung der Kommunikationspartner abgeglichen werden, sofern die Sprache beidseits verständlich ist. Eine übereinstimmende Vorstellung von Subjekten wird es jedoch auf Grund unterschiedlicher Erfahrungen und Vorstellungen nie geben (vgl. Varela/Pörksen 2008, S. 114ff.). Man muss somit selbst Tatsachen relativieren. Noch komplexer ist dies im qualitativ-emotionalen Bereich. Hier ist ein vollkommener Abgleich nicht einmal im Ansatz möglich, genau genommen auch nicht zielführend. Viel mehr kommuniziert der einfühlsame Mensch hier auf einer anderen, viel diffizileren Ebene. Es entsteht die Kunst mit Worten Emotionen zu erzeugen. Sinne werden nun nicht nur deswegen gereizt, weil Fakten vermittelt werden, sondern weil uns die Art und Weise des „Wie" berührt. Bereits Immanuel Kant beschreibt in seinen Ideen einer transzendentalen Philosophie (1878a, S. 36), dass sich Vernunft jenseits unserer Sinneswahrnehmung abspielt. Er geht sogar so weit zu sagen, dass Erfahrungen, die jenseits der Sinneswelt erfolgen weitaus „erhabener" sind als alles, das wahrgenommen wird. Absoluta sententia expositore non indigent: vollkommene Worte brauchen keine Interpretation.

3.2.2 Das Problem der begrenzten Semantik

Die Semantik, die sowohl Bedeutung, als auch Interpretation von Zeichen ist, beinhaltet nach radikal konstruktivistischer Auffassung ipso facto, dass es eine Übereinstimmung von „Sender und Empfänger", ebenso wie beim klassischen Shannon-Weaver-Modell (vgl. Beck 2017, S. 20) nie geben kann. Selbstverständlich sind aufmerksam kommunizierende stets bemüht eine möglichst optimale Anpassung im Sinne der bereits erwähnten Glasersfeld'schen Viabilität (vgl. von Glasersfeld 2015, S. 18f.) zu erlangen. Eine vollständige Abgleichung bleibt jedoch eine rein utopische Vorstellung. Selbst ein schriftlicher oder bildhafter Darstellungsversuch wird nie eine hundertprozentige Übereinstimmung haben können.

Die markanteste, aber auch kontrovers diskutierte (und ebenso in vielen Bereichen widerlegte) Forschung im Bereich der begrenzten Semantik, stammt posthum von Benjamin Lee Whorf (vgl. ebd. 1956). Zuerst als Whorf-Axiom bekannt geworden, später als Sapier-Whorf-Hypothese, besagt sie grundsätzlich, dass es in Kulturen mit stark unterschiedlicher Grammatik zu einer unterschiedlichen Interpretation von Beobachtungen und Sachverhalten kommt (vgl. Stolze 2011, S. 30). Die Begründung liegt nach Whorf im erlernten unterschiedlichen Sprachgebrauch, Wortverständnis, bzw. der Sinngebung von Zusammenhängen. Die Kritik seitens der Wissenschaft, insbesondere der Sprachforschung, richtet sich weniger gegen die These an sich, sondern die Versuche seiner wissenschaftlichen Beweisführung, die fast gänzlich als sehr oberflächlich bezeichnet werden kann. Als bekanntestes Beispiel kann wohl aufgeführt werden, dass er aufgrund unzureichender Recherche annahm, Eskimos hätten eine schier unendliche Zahl an Begriffen für das Wort Schnee. Dies gilt, abgesehen davon, dass das Wort „Eskimo" irreführend ist, seit den 60er Jahren des 20. Jahrhunderts als weitgehend widerlegt (vgl. Biebighäuser 2014, S. 36). Dennoch ist die Grundidee der Hypothese einleuchtend und häufig nachvollziehbar: aber eben nicht immer, was ihr klarerweise den Rang eines Axioms streitig macht.

Das Wortverständnis an und für sich ist jedenfalls in vielen Kulturen divergent. Häufig gibt es Übersetzungen, die zwar korrekte Vokabel verwenden, jedoch den tatsächlich gemeinten Inhalt nicht vermitteln können. Das gibt es sowohl in der Literatur, beim Film, in der Religion, aber auch in der Wissenschaft. Beispielsweise das englische Wort „mind", das im Deutschen so gerne mit „Verstand" übersetzt wird, hat auf dict.cc (vgl. Hemetsberger (Hrsg.) 2017, o.S.) 10 Bedeutungen als Verb, 15 als Subjekt und 25 in Wortkombinationen. Es gibt jedoch weit mehr Geistesebenen, vor allem im emotionalen Bereich. Wo bleibt bei der Übersetzung von „mind" das empathische Verständnis? Studenten der Literatur sind an allen Universitäten angehalten Werke, die sie rezensieren, im Original zu lesen. Das Textverständnis alleine wäre für eine brauchbare Kritik nicht ausreichend. Geistliche aller Religionen streiten sich jahrhundertelang über Textinterpretationen, Filme sind immer im Original besser und die Sprache von Steven Hawking versteht ohnedies kaum wer. Das alles zeigt, dass menschliche Semantik zwar viel hervorbringen kann, aber immer nur viabel ist. Ernst von Glasersfeld erkannte die Komplexität des semantischen Problems nach eigenen Angaben, als er in der Schule Balzac, Maupassant und andere französische Dichter zu lesen beginnt (vgl. ebd. 1996b, S. 25). Die Kunst besteht darin das vorliegende Werk nicht wortwörtlich zu übersetzen, sondern den Sinn, die Tiefgründigkeit und die emotionale Einzigartigkeit zu erkennen, zu interpretieren und zu vermitteln.

Fasst man die subjektive Wahrnehmung eines Menschen als „seine Sprache" auf, als ein individuelles Wort-, Satz- und Emotionsverständnis, kommt man bald zu der Überzeugung, dass jedes Individuum seine eigene Sprache hat. Das semantische Problem Benjamin Whorfs ist somit generalisiert. Ab dieser Erkenntnis ist er nicht mehr wissenschaftlich verschmäht, sondern verallgemeinert. Auch muss Semantik nicht ausschließlich als mündliche oder schriftliche Wissensvermittlung betrachtet werden. Es gibt viele Arten der Darstellung von Gefühlen, Ideen, Erkenntnissen oder Fakten. Sibylle Moser, Lektorin an der Universität Innsbruck, kann der Grundidee der Sapier-Whorf-Hypothese viel abgewinnen (vgl. ebd. 2011, S. 108ff.) und vergleicht diese Erkenntnisse mit den von Glasersfeld'schen Erkenntnissen, mit Piaget und Varela. Mit einem Tanz, einem Theaterspiel, rituellen Handlungen, etc. können beispielsweise Zeit, Gleichgewicht, Freude und Trauer, aber auch Stärke, Willenskraft oder Angst ausgedrückt werden. Eine wörtliche oder bildhafte Beschreibung wäre dazu nur mangelhaft fähig. Berührungen können genauso Semantik sein wie Blicke. Sprache offenbart sich durch Mimik, Tempo und Verspieltheit ebenso wie durch

Gewalt, Härte und Lärm. Letztendlich geht es darum in die Wahrnehmung des anderen selbstreferenziellen (autopoietischen) Wesens einzudringen um sich zu vermitteln.

3.2.3 Der Mensch als autopoietisches Wesen und das Lernen

Betrachtet man jedes Lebewesen als eine für sich abgeschlossene Einheit, die sich stetig verändert, stellt sich unweigerlich die Frage, was denn das ist, was eine derartige Entwicklung bewirkt, ein Individuum berührt und beeinflusst. Maturana und Varela (vgl. ebd. 2015, S. 56ff.) entwerfen 1984 im „Der Baum der Erkenntnis" den Begriff der Autopoiese, indem sie biologisch beweisen, dass jedes Lebewesen ein selbstreferenzielles System darstellt. Es „verwaltet" sich sozusagen selbst, entscheidet wie es mit den Reizen der Umwelt verfährt. Dies bedeutet nicht, dass autopoietische Systeme von der Umwelt abgeschlossen sind. Sie interagieren mit der Umwelt, nehmen auf und geben ab (vgl. Varela 1987, S. 121f.).

Wendet man die Erkenntnis der Neurophysiologie und der Autopoiese auf didaktische Prinzipien und Lernfelder an, kommen Lehrende bald zu dem Schluss, dass es trotz individueller Wahrnehmung möglich ist die Sinne von SchülerInnen anzusprechen. Diese Interaktion von Individuum und Milieu wird seit den 80er Jahren als Pertubation bezeichnet (vgl. Maturana/Varela 2015, S. 85f.). Das Eindringen von Wissen ist jedoch noch kein Garant für Assimilation oder bewusste Akkommodation des Gedankengutes (vgl. von Glasersfeld 1995, S. 3). Pertubation von außen kann nur der Anstoß sein. Genau dieser Ansatz ist nach Ansicht Ernst von Glasersfelds (vgl. ebd. 2011, S. 97) bereits bei Piaget zu beobachten. Veränderung entsteht immer durch die Struktur des Lebewesens selbst. Das Ergebnis einer Interaktion mit der Außenwelt wird vom Individuum selbst bestimmt und nicht von den Eigenschaften des Interaktions-partners, auch wenn selbstreferentielle Systeme nach Roth (vgl. ebd. 1987b, S. 265) immer an die Umwelt gebunden sind. Die aufgebaute Wirklichkeit entsteht somit aus der Erlebniswelt des Erlebers (vgl. von Glasersfeld 2015, S. 33). Die Wirklichkeit sehen wir nie so, wie sie tatsächlich ist, sondern als Abbild unserer Wahrnehmung. Allerdings haben wir gelernt diese Wahrnehmung als Trugbild einer objektiven Realität zu interpretieren (vgl. Hejl, 2015, S. 125): einfach deswegen, weil es im täglichen Leben praktisch ist!

Hat man als Lehrperson einmal verinnerlicht, dass nicht der Reiz, sondern das Individuum entscheidet welches Wissen aufgenommen wird, ist es notwendig das Angebot bedürfnisorientiert anzupassen. Es steht daher außer Zweifel, dass eine

Vereinheitlichung von Schul- und Lernsystemen, im Sinne eines Nürnberger Trichters, eine kontraproduktive und geradezu sinnlose Anstrengung darstellt. Auswendig gelerntes Wissen zum Zweck der Befriedung eines Prüfungsergebnisses ist in keiner Weise nachhaltig, sondern veraltet und wie bereits erwähnt eher Können als Wissen (vgl. von Glasersfeld 1995, S. 2). Innovation und Kreativität entsteht nur dort, wo das autopoietische System angeregt wird und das Individuum Reize als wichtig erachtet.

Lehrende stehen nun, basierend auf der erwähnten Erkenntnisabfolge der Neuro- und Kommunikationswissenschaft, vor einem Didaktik- Dilemma. Es scheint unmöglich Wissen, oder das, was wir für Wissen halten, zu vermitteln. Die Wahrnehmung von Studierenden wird niemals untereinander oder gar mit der Wirklichkeit der Lehrperson vergleichbar sein. Wenn Lernende nicht das erfassen können, was wir lehren wollen, stellt sich der Sinn des Unterrichts somit de facto ad absurdum. Dennoch funktioniert das System Unterricht. Wer lernen will kann Wissen erlangen und Unterrichtende können mittels Prüfungen feststellen ob dieses den Anforderungen von Lehrpersonal und Fakultät genügt und entspricht. Und selbst bei dieser Beurteilung von Leistung tappen Lehrende wiederum in die nächste kommunikative Falle: Immanuel Kant stellte schon 1790 fest, dass Urteil immer nur auf Erfahrung beruht und somit nie angemessen sein kann. Beurteilung kann seiner Meinung nach niemals bestimmend, sondern ausschließlich reflektierend sein (vgl. ebd. 1878c. S. 292).

Ernst von Glasersfeld (vgl. ebd. 2015, S. 18f.) begegnet dieser Zwickmühle der Kommunikation mit dem Ansatz von „Funktion statt Isomorphie". Eine ikonische Übereinstimmung des Denkens ist seiner Ansicht nach für eine funktionierende Kommunikation nicht notwendig. Es genügt, wenn eine Annäherung passend, „viabel" ist. Diese Viabilität ist gewahrt, solange es zu keiner Behinderung kommt – und dem Denken Piagets folgend, stellen seiner Ansicht nach alle Beschränkungen eine Behinderung des Machbaren dar. Freie Entfaltung der Kommunikation (und somit auch des Lehrens und Lernens) führt somit zwar nicht zu isomorphen Ergebnissen, die Erfahrung des Handelns ist jedoch bei weitem wichtiger, zielführender und Kreativität fördernder als Übereinstimmung. Nimmt man diesen Gedanken auf und vernetzt ihn mit der oben erlangten Erkenntnis neuronaler Wahrnehmung und Entwicklung, erkennt man rasch, dass gerade das „nicht übereinstimmen" jede Weiterentwicklung des Lebens ausmacht. Erst Diversität bringt die Veränderung, die Weiterentwicklung zulässt. Betrachtet man nun das Lernen als Zustandsveränderung, wäre es sinnlos, wenn Lehrende sich als Determinanten im Sinne Maturanas und Varelas betrachten

(vgl. ebd. 2015, S. 134f.). Viel fruchtbarer ist es die eigene Sichtweise als Anstoß zu
sehen, um der Entwicklung von Lernenden freien Lauf zu lassen. Flexibilität statt
Angepasstheit. Nach der Auffassung Lindemanns (vgl. ebd. 2006 S. 175) findet der
Eigenantrieb beim Lernen seine Bedeutung darin, dass eigene Bedürfnisse und nicht
die einer Lehrperson befriedigt werden. Lehrerinnen und Lehrer werden von Auto-
ritäten zu Wegbegleitern. Durch das Verinnerlichen der Weltanschauung gegenüber
den Studierenden, zu sehen und zu akzeptieren wie sie Pertubation durch die Unterrichtenden zulassen, wird konstruktivistischer Unterricht rasch zum Paradigma des
eigenen Handelns.

3.2.4   Radikaler Konstruktivismus als Paradigma

Das Pressen von Ideen und Denkweisen in ein paradigmatisches Korsett ist meist ein
heikles Unterfangen. Gerade bei einem gedanklichen Konstrukt, wie dem Radikalen
Konstruktivismus, dessen Wesen auf Individualität und Universalität aufbaut, scheint
die Idee, ihn als Standarte dem Denken voranzustellen, als wenig zielführend. Diejenigen, die behaupten, dass die Einzigartigkeit des Denkens in jedem Einzelnen gegeben ist, können sich schwerlich zu einer ideologischen Konformität zusammenschlie-
ßen. Das philosophische Problem besteht hierbei nicht darin, dass mehrere denkende
Wesen annähernd gleiche, im von Glasersfeld´schen Sinn „viable" Anschauungen
verfolgen. Dieser Abgleich wird ständig, bei jeder Art von Kommunikation vollzogen. Die Problematik eines Paradigmas besteht durch seine Eigenheit, dass in ihm
immer ein versteckter Imperativ herrscht. Die Idee des „moralischen Sollens" (vgl.
Wolf 1984, S. 9f.) ist allgegenwärtig. Wie flexibel kann, bzw. darf somit ein Paradigma
sein? Paradigmatisches Denken ist somit nur in dem Ausmaß sinnvoll, solange es
nicht zu einer Gesetzmäßigkeit, etwas Absolutem wird. Im Prinzip müsste es somit
sogar legitim sein das Kant´sche Paradigma des „kategorischen Imperativs" (ebd.
1878b, S. 36) in Frage zu stellen, denn die Wahrheit einer Aussage lässt sich nur durch
die absolute Freiheit des Geistes bestätigen. Eine Falsifikation muss somit stets in
Kauf genommen werden um authentisch bleiben zu können.

Eine andere Überlegung zur Sinnhaftigkeit eines Paradigmas (gerade in einer radikal-
konstruktivistische Verwendung) ergibt sich bereits aus einem Aphorismus von
Georg Christoph Lichtenberg, der den Begriff des Paradigmas in den deutschen
Sprachgebrauch einführte. Nach seiner Anschauung (vgl. ebd. 2015, K314) hilft ein
Paradigma dem „Dummkopf" nicht. Selbst der Kluge und Innovative muss angehal-
ten werden neue Wege zu gehen. Was Lichtenberg in diesem Zusammenhang als

„natürliche Freiheit" bezeichnet würde man heute vermutlich als ein Querdenken sehen. Das kann jedoch nur der ohnedies Kluge, der das Paradigma als Richtschnur und Hilfsmittel sieht. Den „Dummkopf" engt das Paradigma im Denken mehr ein, als es ihm nutzt. Lichtenberg bezieht sich in diesem Zusammenhang natürlich nicht auf die mangelhafte Bildung eines Menschen (die würden seine Schriften nicht lesen), sondern auf das Unvermögen über den Tellerrand zu blicken.

Um den Radikalen Konstruktivismus als Paradigma sehen zu können benötigt man somit ein moralisch-philosophisches, wie auch wissenschaftlich fundiertes Grundverständnis. Die Antwort auf die Frage, ob man diese konstruktivistische Schule paradigmatisch betrachten kann wäre somit: ja, solange man sich die Freiheit im Geist bewahrt alles zu hinterfragen, zuzulassen und Falsifikationen gegenüber offensteht. Ähnlich den altgriechischen Disputationen denkt man gerade durch das Zulassen aller Argumente konstruktivistisch. Wer offen im Denken ist kann als radikaler Konstruktivist die Richtschnur des Paradigmas nützen um sich zu orientieren. Wer sich zu dieser Strömung zugehörig fühlt, weil sie gerade en vogue ist, man dadurch seine eigenen Gedanken begründen kann oder sie einfach nur als Alternative zum Realismus sieht, wird sich eingeengt fühlen. Es ist somit durchwegs konstruktivistisches Denken im von Glasersfeld'schen Sinn (vgl. ebd. 2015, S. 13) nicht zu hinterfragen „was" ein Paradigma ist, sondern „wie" ich diese Richtschnur wahrnehme und verwende.

3.2.5 Radikal-konstruktivistisches Denken: Kritik und Gegenkritik

Die Folge der grundlegenden Infragestellung vieler erkenntnistheoretischer Strömungen führt zu einer sehr ambivalenten Akzeptanz dieser neuen Art des Denkens. Einerseits als Revolution der Erkenntnis gefeiert (vgl. Rusch/Schmidt 1994, S.16), erfährt der Konstruktivismus gerade in seinen Anfangsjahren auch breite Ablehnung. Insbesondere die Vertreter eines streng realistischen Weltbildes können der Vorstellung einer konstruierten Wirklichkeit nichts abgewinnen (vgl. von Glasersfeld 1996b, S. 17f.). Seit Anbeginn des konstruktivistischen Denkens müssen sich seine VertreterInnen permanenter Kritik stellen. Kritik, die im Rahmen einer antiken Disputation noch eine Sache des ehrlichen, direkten Schlagabtausches ist wird zunehmend zu einem verschriftlichten Konstrukt zwanghafter Fehlersuche. Hume, Locke und Kant waren dieser Kritik immer schon ebenso ausgesetzt wie später Darwin, Einstein und Piaget (vgl. von Glasersfeld 1996b, S. 67ff.). Und genauso wie die Konstruktivisten mit Recht hinterfragt wurden, stellten diese ihrerseits andere Thesen und Weltbilder auf den Kopf. Gerade das realistische wie behavioristische Weltbild wird stark in Zweifel gestellt (vgl. Maturana/Pörksen 2008, S. 71f.). Alle Arten des Konstruktivismus wurden teils akzeptiert, teils widerlegt (vgl. Reich 2016, S. 195). Logisch betrachtet ist aber genau dies der notwendige Lauf der Welt. Der wesentliche Schritt um seine Gedanken klar zu positionieren und der Erkenntnis ein Stück näher zu kommen.

Kersten Reich hat in einem Aufsatz (vgl. ebd. 2002, S. 91ff.) die 10 schlagkräftigsten und wesentlichsten Argumente gegen das konstruktivistische Denken zusammengefasst und auch zu einem Großteil widerlegt. Selbstverständlich ist dies nur ein kritischer Teilaspekt gegen den Konstruktivismus generell, jedoch auch auf das Wesentliche beschränkt. Es gilt nun aus diesen 10 Betrachtungen den radikal-konstruktivistischen Kern herauszuarbeiten, mit anderen Kritikern zu vergleichen und zu diskutieren.

Eines der Hauptargumente gegen den Radikalen Konstruktivismus ist der Versuch ihn mit seinen eigenen Waffen zu schlagen, indem man feststellt, dass der ausschließlich konstruierende Mensch ja überhaupt nicht wissen können wie „die Welt da draußen" ist, wenn er nur eine Vorstellung dieser Welt hat (vgl. Schütze 2009, S. 45). Es ergibt sich somit ein Pendant zu „Schrödingers Katze". Selbst sitzt man in der Box, die Katze läuft draußen umher. Natürlich kann Schrödinger von seiner Erfahrung ausgehen und behaupten: die Katze ist tot. Punktum, was sonst? Konstruktivistisch betrachtet kann man jedoch nur sagen, dass es kein Ergebnis gibt, solange dies weder verifiziert noch falsifiziert ist. Die Lösung würde darin bestehen die Kiste (ergo: unseren Blick in die „reale" Außenwelt) zu öffnen. Solange wir das nicht zustande bringen ist alles als real erachtete reine Fiktion und Schimäre, die zur Wahrnehmung anderer Lebewesen bestenfalls viabel ist. Dabei leugnet der Radikale Konstruktivismus das Vorhandensein einer Außenwelt keineswegs. Irgendwoher müssen die efferenten Reize ja kommen. Es wird lediglich hinterfragt ob die Wahrnehmungsinterpretation eines Organismus dem entspricht, was tatsächlich ist.

Es gibt auch die Behauptung, dass im Radikalen Konstruktivismus Kultur, Bildung, Kunst, Wissenschaft und Forschung nicht in einen voneinander lernenden und aufbauenden Kontext setzen kann, wenn Wahrnehmung nur subjektiv ist (vgl. Stangl 1989, S. 167). Alles Wahrgenommene würde ständig neu interpretiert werden. Radikal-konstruktivistisch gesehen kann man erwidern, dass Wahrnehmung erst unter Miteinbeziehung der Erfahrung entsteht. Piaget stellte bereits für den Bereich der

Bildung und Erziehung fest (vgl. Pulaski 1979, S. 164f.), dass es ohne positiver Stimulation (beispielsweise eines interessant gestalteten Unterrichts) kaum aufbauendes Wissen geben kann. Die Affinität zu den oben genannten Künsten bilden sich somit im Laufe unserer Lebenserfahrung und gleichen sich ständig ab. Der Kontext entsteht zwar, aber nur subjektiv, aufgrund der Erfahrungsvielfalt unseres Lebens.

Einige Kritiker vermerken, dass gerade das radikal-konstruktivistische Weltbild zu subjektorientiert ist (vgl. Lang et al. 2008, S. 137). Diese Annahme begründet sich daraus, dass aus konstruktivistischer Sicht die Vorstellung einer objektiven Wirklichkeit bereits seit Hume und Kant nichtmehr haltbar ist (vgl. Watzlawick 2015, S. 91). Den Kritikern geht es darum, dass es zu keinem reinen Subjektivismus kommt, der sein inneres Auge vor dem Objekt selbst verschließt. Ernst von Glasersfeld selbst vermerkt hierzu (ebd. 2015, S. 32), dass auch der Konstruktivismus „zwischen »subjektivem« und »objektivem« Urteil unterscheiden" will. Da wir uns aber de facto auf eine ontologische Umwelt nicht berufen können, bleibt uns nichts Anderes übrig als diese Entscheidung aus unserer Erlebniswelt heraus zu treffen.

Kersten Reich beschreibt in seinem Aufsatz über die Kritik des Konstruktivismus (2002, S. 99f.) auch die Wichtigkeit des Begriffes „Beziehung" in der Konstruktion der eigenen Gedankenwelt. Den Konstruktivisten nahezu aller Schulen ist es nicht nur wichtig welche Inhalte angeboten werden, sondern auch von wem, auf welche Weise und in welchem Kontext. Das beeinflusst die Art der Aufnahme, Interpretation und Wahrnehmung. Kritiker sehen darin eine verlorene Objektivität. Seitens des Radikalen Konstruktivismus geht der Soziologe Peter M. Hejl (vgl. ebd. 2015, S. 124) davon aus, dass es zu einer „partiellen »Parallelisierung«" bei autopoietischen Systemen kommen muss. So bilden sich soziale Bereiche, die wiederum das Überleben der Spezies sicherstellen. Eine weitere evolutionär untermauerte Sichtweise der Konstruktivisten um Objektivität als eine nicht verifizierbare Annahme zu betrachten.

Die Kritik, dass der Konstruktivismus zu pragmatisch sei (und somit von seiner erkenntniskritischen Einstellung nicht kongruent) bezieht sich im Bereich des Radikalen Konstruktivismus vor allem auf den Ausdruck der „Viabilität" (vgl. Stangl 1989, S. 166). Die Missbilligung bezieht sich auf die Tatsache, dass Viabilität grundsätzlich wissenschaftlich nicht haltbar ist, da sie alles zulässt und faktisch keine eigenständige Aussage besitzt. Reich (vgl. ebd. 2002, S. 101) bestreitet dies in keiner Weise, sondern spielt den Ball an die Gegner zurück. Ist es nicht langsam Zeit auch ein wenig Pragmatismus in die Welt der Wissenschaft zu bringen? Die Menschen brauchen keine theoretischen Abhandlungen, sondern praktisch umsetzbare Möglichkeiten. Viabilität spiegelt genau das wieder: es muss funktionieren! Fakten dort zu suchen, wo man nicht beweisen kann wäre somit das eigentliche nichtwissenschaftliche Vorgehen.

Geht man davon aus, dass ein Beobachter grundsätzlich damit beschäftigt ist seine Umwelt, eine Beobachtung in seiner Umwelt, als auch sich selbst, als Beobachtung 2. Ordnung (vgl. von Förster 2015, S. 48f.), zu sehen, stellt sich bei Kritikern (vgl. Reich, 2002, S. 101ff.) die Frage wo die Aktion bleibt. Reine Beobachtung, auch die des eigenen Beobachtens, scheint passiv. Auch wenn der Radikale Konstruktivismus seitens des Beobachtungsvorganges recht offen ist, hinterfragt er sehr wohl warum Menschen die Wirklichkeit, in der sie Leben auf ihre Art konstruieren, wie sie damit leben und welche Ursachen Wahrnehmungen haben. Ein gutes Beispiel dafür ist Paul Watzlawick, dessen psychologischen und psychotherapeutischen Lösungsansätze meist 2. Ordnung (vgl. Watzlawick et al. 2003, S. 99ff.) partizipierend, agierend und innovativ sind.

Sieht man die Epoche der Aufklärung als den Beginn der Rationalität, eines Fortschritts im Denken, kognitiv, aber auch sozial, so ist es wesentlich zu verstehen, dass es ihr wesentlichste Anliegen ist eine gerechte und sinnvolle Welt zu schaffen. Vermehrt gilt dies für die heutigen, postmodernen Aufklärer und Aktivisten im Rahmen moderner sozialer Netze. Um das hohe Ideal von Verständnis zu erlangen bedarf es aus Sicht der Aufklärung einer Emanzipation der Schwachen durch Vernunft und Toleranz. Die radikal-konstruktivistische Idee als Subjekt alle Eindrücke gleich als Stimulus gelten zu lassen, käme einer Gleichgültigkeit, somit dem Paradoxon einer Art „subjektiven Objektivität" gleich, die seitens der Aufklärung nicht toleriert werden kann. Alle Ideale seit Kant´s „Zum ewigen Frieden" (vgl. ebd. 1795) wären verraten. Aber ist die radikal-konstruktivistische Einstellung der Aufklärung wirklich so fremd? Abgesehen vom rationalen Weltbild, das seitens der Konstruktivisten nicht vertreten wird, ist gerade das (wertfreie) Beobachten Grundvoraussetzung von Erkenntnis und daraus folgendem Handeln. So schrieb Jean Jacque Rousseau (1908, S. 202) bereits Mitte des 18. Jahrhunderts: „Um die Menschen zu erkennen muß man sie handeln sehen."

Der Vorwurf, dass der Radikale Konstruktivismus keinen ethischen Ansprüchen nachkommt, muss differenziert entgegnet werden. Kersten Reich (2002, S. 105 f.) unterscheidet hier konkret verschiedene Vertreter und Schulen. So kreidet er beispielsweise Humberto Maturana eindeutig an mit seiner naturalistischen Sicht Ethik zu negieren, verneint dies jedoch generell für den Radikalen Konstruktivismus. Aus konstruktivistischer Sicht ist im Prinzip eindeutig klar, dass Maturanas Modell eine stark vereinfachte Darstellung des biologischen Konstruktivismus ist. Eine Möglichkeit der Darstellung, doch keinesfalls so etwas wie Realität. Gerade konstruktivistisch denkenden Forschern ist es klar, dass jede Form der Interpretation von Wahrheit subjektiv ist. Die Ethik des Radikalen Konstruktivismus besteht somit darin, dass auch die ethische Wahrheit immer subjektiv sein muss. Genauso, wie es subjektiv für jedes Lebewesen eine eigene Wahrheit gibt muss es auch eine individuelle Auffassung von Ethik geben.

Der Radikale Konstruktivismus wird auf Grund des Selbstbeobachtens (der Maturana´sche „observer") als ein metatheoretischer Zugang zur Wahrnehmung gesehen (vgl. Siebert 2004, S. 95) Das beschert ihm den Ruf nicht nur keine eigene Wissenschaft darzustellen, sondern im Prinzip auch unnütz zu sein. Eigentlich ist diese Metaorientierung nicht verwunderlich, da die Begründer des Radikalen Konstruktivismus aus den Bereichen der Kybernetik, der Psychotherapie, Systemtheorie, der abstrakten Mathematik und der genetischen Biologie kommen. Die Metatheorie hat also System. Der Grund, warum die metaorientierte Wissenschaft ein radikal-konstruktivistisches Denken annimmt, ist die Möglichkeit mit dieser Sichtweise problemlösungsorientiert zu denken. Reich (vgl. ebd. 2002, S. 108) geht in diesem Zusammenhang davon aus, dass es, wenn überhaupt, nur durch Metakommunikation möglich ist ein „Nicht-Verstehen" zu kommunizieren und zu veranschaulichen.

Gerade die radikalen Konstruktivisten beziehen sich (meist zur Beweisführung) auf Althergebrachtes (vgl. Richards/von Glasersfeld 1987, S. 192 ff.), wie es Kritiker so gerne bezeichnen. Sokrates, Locke, Kant und Piaget: alle werden immer wieder ins Boot geholt. Dies erweckt den Anschein nichts Neues entwickelt zu haben, keine Eigenständigkeit zu besitzen. Geht man von der konstruktivistischen Idee aus, dass jede Wahrnehmung unter anderem durch Erfahrung entsteht und geprägt ist, wird die Reflexion auch notwendig. Es kann nicht Ziel der Wissenschaft sein die Welt ständig neu erfinden zu wollen. Vorhandenes Wissen zu analysieren, zu interpretieren und gegebenenfalls neu zu konstruieren ist Grundlage der Kognitionsforschung. Varela, Thompson und Rosch (vgl. ebd. 1992, S. 32) erkannten: „Ein befriedigendes, umfassendes Verständnis der Kognition wird nur möglich sein, wenn wir die gemeinsame Grundlage der Kognitionswissenschaft und der menschlichen Erfahrung anerkennen". Diese Erkenntnis bildete die Ausgangsbasis zu ihrem Werk „Der Mittlere Weg der Erkenntnis".

3.3   Der Schritt zum „mittleren Weg der Erkenntnis" und dessen Bedeutung für die Didaktik

Weitaus aussagekräftiger als sein Titel (i. O.: The Embodied Mind) ist der deutsche Untertitel der kognitivistischen Neuorientierung durch Varela, Thompson und Rosch. „Der Brückenschlag zwischen wissenschaftlicher Theorie und menschlicher Erfahrung" beschreibt die Zentrale Überlegung und Sichtweise eines zukunftsorientierten Denkens (vgl. Weber 2011, S. 301). Angehende LeserInnen, denen der spirituelle Hintergrund Varelas, seine buddhistische Sichtweise des Nondualismus und sein Zerwürfnis mit Maturana nicht bekannt ist, können mit einem „Mittleren Weg der Erkenntnis" vermutlich ebenfalls wenig anfangen. Umso interessanter ist es beim Eintauchen in die Gedankenwelt der Autoren herauszufinden, dass gerade diese wissenschaftlich so schwer beweis- wie nachvollziehbaren Überlegungen auch einen Brückenschlag des didaktischen Handelns bedeuten.

In Maturanas und Varelas 1984 (in Deutsch 1987) erschienenem „Baum der Erkenntnis" (vgl. ebd. 2015) ging es dem Titel-Gleichnis entsprechend darum, dass der Mensch, der die Handlung des Erkennens erkennt (gleich dem Sündenfall) nichtmehr auf eine niedrigere kognitive Ebene zurückfallen kann. Im Gegensatz zur Bibel ist dies von den Autoren im positiven Sinn gemeint. Die Conclusio darin besteht im Erkennen einer Ethik, dass der Mensch durch Achtsamkeit seine eigene subjektive Wahrheit als selbstreferentielles System erkennt (vgl. ebd., S. 263f.). Der Grundgedanke dieser biologisch-kognitiven Weiterentwicklung begründet sich wiederum auf dem 1970 erstmals erschienenen und bereits erwähnten Werk Maturanas „Biology of Cognition" (ebd. 1980). Bis dahin scheint es für beide unumstritten, dass es von der Struktur des Lebewesens abhängt, auf welche Art eine Pertubation Auslöser für Veränderung ist (vgl. Maturana/Varela 2015, S. 106f.). Bald schon (1991) ist diese rein wissenschaftliche Betrachtungsweise für Varela zu wenig. Der „Faktor Mensch" wird ihm zu sehr vernachlässigt und er distanziert sich zunehmend von der radikal-biologischen Ansicht Maturanas. Das bedeutet nicht unbedingt, dass Varela mit den bisherigen Ansichten und der Person Maturanas vollständig bricht, wie das etwa Weber (vgl. ebd. 2011, S. 301) sieht. Varela selbst schreibt (vgl. ebd. 1992, S. 9) von einer Erweiterung der Erfahrung.

Das Ziel von „Embodied Mind" und den daran geknüpften Erwartungen ist hoch angesetzt: es geht den Autoren darum die Errungenschaften der Kognitionswissenschaften mit menschlicher Erfahrung zu verbinden, einen Austausch herzustellen.

Mit der Betonung des Subjekts entsteht somit das Problem der empirischen Wissenschaft eine qualitative Größe entgegenzustellen. Die Autoren (vgl. Varela et al. 1992, S. 27) wollen den transzendentalphilosophischen Ansatz des Zusammenspiels von Wahrnehmung und Kognition hervorheben. Sie gehen unter anderem davon aus, dass Kognition nicht eine Repräsentation der Umwelt erzeugt, sondern diese „inszeniert". Marks-Tarlow et al. (ebd. 2002, S. 38) berufen sich in einem Nachruf auf Varela darauf, dass er die Vorstellung einer „strukturellen Öffnung" von der Biologie hin zur Psychologie erweiterte. Auf dieser Ebene involviert die Autopoiese sowohl die Evolution, als auch die Dynamik psychischer struktureller Offenheit. Das bedeutet, dass ein System im biologisch-konstruktivistischen Sinn entscheidet, welche Reize es aufnimmt, verarbeitet, respektive zulässt, aber diese dennoch in einem psychologischen Sinn „für sich selbst" inszeniert. Genau dieses „sich selbst" ist den Autoren so wichtig. Ein Selbst, nicht im ontologischen, sondern transzendentalen (nicht dualistischen) Sinn. Begründet kann dies werden, da eine die Umwelt repräsentierende Kognition keine Eigenständigkeit hat. Der Beobachter würde sich nach Weber (2011, S. 302) beim Beobachten de facto selbst auflösen.

Das Ziel der Autoren, eine transzendentalpsychologische Annahme im Rahmen der Kognitionswissenschaften zu beweisen kann man zweifelsohne als äußerst schwieriges Unterfangen ansehen. Um evidenzbasiert und peer-reviewed anerkannt zu bleiben weichen Varela mit seinen Coautoren auf eine spirituelle Kognitionstheorie aus, die sie in der Madhyamika-Tradition des tibetischen Buddhismus finden (vgl. Varela et al. 1992, S. 41f.) In dieser Tradition kann durch Achtsamkeitsmeditation und gezieltem Gewahrsein, Bewusstsein auf transzendentaler Ebene erfahren werden. Es gilt nun die Errungenschaft der Kognitionswissenschaften mit den Beobachtungen der Erfahrung zusammenzuführen und deren Koexistenz zu beweisen. Wenn es gelingt nicht nur festzustellen, dass, sondern, vielmehr wie wir erkennen (in radikalkonstruktivistischen, wie auch transzendentalen Sinn), haben wir die Möglichkeit der wahrnehmungszentrierten Didaktik einen Schritt näher zu kommen. Eine auf das Selbst (ego-)zentrierte Sichtweise muss der Erfahrung weichen um einen Praxistransfer zu gewährleisten.

4 Theorie-Praxis-Transfer: die Implementierung einer wahrnehmungszentrierten Didaktik in den Pflegeunterricht

Wie soll das funktionieren? Mit dem klassischen Lösungsversuch „mehr desselben" (vgl. Watzlawick et al. 2003, S. 51f.), also mehr Information für Lernwillige, mehr Nachhilfe für die Schwachen, mehr Freiraum für die Freigeister und mehr Individualität für die Individualisten, wird der Unterricht zwar schülerzentriert, aber nicht nachhaltig. Gerade im Wandel der Pflegeausbildung der letzten Jahre bemerkt man, dass immer mehr Inhalte in kürzerer Zeit vermittelt werden soll. Die PflegefachassistentInnen der Zukunft sollen die Kompetenzen des gehobenen Dienstes von heute haben, die BScN das Wissen, Können und Verständnis der Pflege mit einem akademischen Grad in gleicher Zeit vereinen. Der Vergleich des Curriculums des ÖBIG (2003) und (beispielsweise) des Modulhandbuchs der UMIT (2013) spricht Bände. Ausbildungsinhalte sollen selbstverständlich keine verloren gehen. Ziel ist es mehr Inhalt in kürzerer Zeit effizienter zu vermitteln. Gleichzeitig soll in Zeiten eines proklamierten Pflegenotstandes nach Ursula Frohner (vgl. ebd. 2017, o.S.), Präsidentin des Österreichischen Krankenpflegeverbandes, mehr Personal rekrutiert werden. Ob ein leichterer Zugang und eine vermehrte Aufnahme aufgrund von Personalmangel die Qualität der Pflege verbessert? Doch auch dem besten Lehrpersonal sind trotz optimaler Vermittlung und infrastrukturellen Möglichkeiten irgendwann einmal die Hände gebunden. Die Theorie eines wahrnehmungszentrierten Unterrichts kann nur umgesetzt werden, wenn die Rahmenbedingungen passen.

Es gilt somit einerseits die didaktischen Voraussetzungen das derzeitige Ausbildungssystem im gehobenen Dienst der Gesundheits- und Krankenpflege auf den Prüfstand zu stellen. Zu erkunden, welche kognitiven wie empathischen Voraussetzungen künftige Pflegepersonen haben müssen, um der Ausbildung und dem Berufsalltag standhalten zu können, ist der darauffolgende Schritt. Anhand der Gegenüberstellung und Analyse der bisher ermittelten Fakten kann somit die eingangs gestellte zentrale Forschungsfrage beantwortet und eine Zukunftsprognose getroffen werden.

© Springer Fachmedien Wiesbaden GmbH, ein Teil von Springer Nature 2019
O. Proksch, *Wahrnehmungszentrierte Didaktik in der Pflegeausbildung*,
Best of Pflege, https://doi.org/10.1007/978-3-658-24748-5_4

4.1 Didaktische Grundlagen für die Ausbildung im gehobenen Dienst der Gesundheits- und Krankenpflege in Österreich

Die Basis für das didaktische Vorgehen bei der Ausbildung für diplomiertes Pflegepersonal ist in Österreich zum einen in den Ausbildungsverordnungen, zum anderen im „offenen Curriculum" des ÖBIG dargelegt. Bei den Ausbildungsverordnungen unterscheidet man die GuK-AV, also die Gesundheits- und Krankenpflege-Ausbildungsverordnung in der geltenden Fassung aus 2010 (Bundeskanzleramt 2010, BGBl. II Nr. 179/1999) und die FHGuK-AV, somit die Ausbildungsverordnung für die Gesundheits- und Krankenpflege an Fachhochschulen (Bundeskanzleramt 2008, BGBl. II Nr. 200/2008). Das im Jahr 2003 verfasste Curriculum bezieht sich auf die nicht-universitäre Ausbildung, da es zum Zeitpunkt des Inkrafttretens die BScN-Ausbildung noch nicht gab. Während die Ausbildungsverordnungen geltendes Bundesgesetz sind, beinhaltet das Curriculum (gerade, weil es „offen" ist) eine didaktische Empfehlung, die als österreichweite Richtschnur angesehen werden kann.

Im § 3. der GuK-AV sind die didaktischen Grundsätze für die Ausbildung an Schulen für allgemeine Gesundheits- und Krankenpflege festgelegt. In neun Punkten wird hier eine Vielzahl an didaktischen Vorgaben aufgezählt, von denen ein Großteil radikal-konstruktivistisch umsetzbar, aber generell für Lehrende sehr offen gehalten ist. Sowohl die Begriffe der Selbsttätigkeit und -Verantwortung, sowie das Verstehen der Lehrinhalte (Pkt. 1.) spiegeln das bereits erwähnte von Glasersfeld´sche Verständnis vom „mehr Wissen statt Können" wieder. In den Punkten 2. und 3. werden ein Soziales Lernen, Partnerschaftlichkeit und ein verantwortungsvoller Umgang miteinander hervorgehoben, was dem „Mittleren Weg" Varelas sehr entgegenkommt. In Punkt 4. wird sogar wörtlich erwähnt, dass „(…) Schüler bei der konstruktiven Bewältigung beruflicher Belastungen zu unterstützen (…)" sind. Eine Sensibilisierung der eigenen Persönlichkeit, in Punkt 5., sowie die Vorgabe komplexe Lösungen eigenständig bearbeiten und lösen zu lernen (Pkt. 8.) entsprechen den Idealen konstruktivistischer Therapeuten. In Punkt 7. wird explizit die praktische Ausbildung angesprochen. Hier wird das positive Erfahren der Erlebnisse, Gesprächsführung und Praxisreflexion in den Vordergrund gerückt, was ebenfalls in hohem Maße den erwähnten konstruktivistischen Grundlagen entspricht.

Die Ausbildungsverordnung für die Fachhochschulen ist in den didaktischen Vorgaben um einiges detaillierter. Im § 4. („Gestaltung der Ausbildung – didaktische Grundsätze") wird in 10 Punkten der theoretische und in 11 Punkten der praktische Ausbildungsprozess aufgegliedert und dargelegt. Auch wenn die Inhalte im Gegensatz zum § 3. der GuK-AV im ersten Blick umfangreicher erscheinen, beziehen sich die erweiterten Inhalte primär auf den Gestaltungsteil, die Durchführung und den prozessorientierten Ablauf. Gerade der didaktische Teil der Theorieausbildung ist sinngemäß dem der alten Ausbildungsverordnung (trotz teilweise anderer Wortwahl) sehr ähnlich. In den 11 Punkte der Vorgaben für die Praxisausbildung kann festgestellt werden, dass es in weiten Teilen um die fachliche Qualität der Ausbildung an geeigneten Stellen geht. Auch der chronologische Aufbau der Ausbildung, sowie der nachweisliche Kompetenzerwerb vor der Zulassung zur Bachelorprüfung sind zentrale Faktoren. Abgesehen von den struktur- und prozessorientierten Gegebenheiten ist für die praktische Ausbildung der Bachelor-Lehrgänge nur der Pkt. 10 interessant. Hier wird klar dargelegt, dass jede Ausbildung an der Praktikumsstelle einer „(…) pädagogisch didaktische Vorbereitung, Durchführung, Nachbereitung, Reflexion und Evaluation (…)" unter Rückkoppelung mit den jeweiligen Lehrenden bedarf. Somit ist die BScN- Ausbildung didaktisch ebenfalls sehr offen gehalten, womit dem Lehrpersonal nur noch ein Blick in das Curriculum des ÖBIG möglich ist um eine gemeinsame und fundierte Richtlinie einschlagen zu können.

Mit der Vorgabe des Bundesministeriums für Gesundheit und Frauen (BMGF), das Curriculum „offen" zu gestalten (vgl. Österreichisches Bundesinstitut für Gesundheitswesen 2003, S. 1f.), war es für die Entwickler notwendig, den Rahmen, in dem sich dieses offene Handeln bewegen kann, zu definieren (vgl. ebd., S. 24). Im Bereich der Didaktik wurde dies so gelöst, dass einerseits bei allen Unterrichtsfächern didaktische Kommentare in Form von Anregungen angegeben sind. Zum anderen werden die didaktischen Ansätze für den Unterricht, in dem, wenn auch nur vier Seiten kurzen, so doch eigenen, Kapitel 2.2.5 (vgl. Österreichisches Bundesinstitut für Gesundheitswesen 2003, S. 19ff.) erläutert. Hierin wird erklärt, auf welche Weise die didaktischen Ansätze auf den klassischen Lerntheorien aufbauen, wie sie verstanden werden sollen, wie man durch diese Ansätze lernt und welche Ziele sie optimal verfolgen. Auch die Rolle von Lehrenden und Lernenden im Rahmen der didaktischen Ansätze wird erläutert.

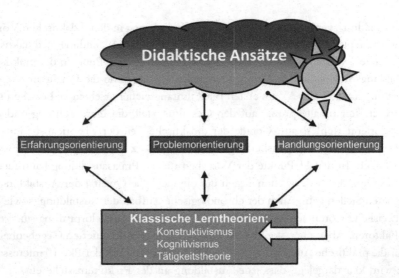

Abbildung 4 - Zusammenhang zwischen didaktischen Ansätzen und klassischen Lerntheorien
(Quelle: in Anlehnung an Österreichisches Bundesinstitut für Gesundheitswesen 2003, S. 20)

Die in den Vordergrund gestellten Ansätze des Curriculums sind Erfahrungs-, Problem- und Handlungsorientierung. Diese basieren wiederum auf klassischen Lerntheorien, wie dem in erster Linie hervorgehobenen Konstruktivismus (siehe Abb. 4). Das eröffnet konstruktivistisch arbeitenden LehrerInnen die Möglichkeit bewusst, wahrnehmungszentriert und erlebnisorientiert zu arbeiten. Konstruktivistisches Denken im Unterricht ist somit seitens der curricularen Vorgaben dezidiert erwünscht, es wird gemeinsam mit dem Kognitivismus und der Tätigkeitstheorie als wesentlicher Teil der Ausbildung erachtet. In der Darstellung der Ziele einer konstruktivistischen Didaktik wird klar hervorgehoben, dass es hierbei um den Aufbau individueller Konstrukte geht (vgl. Österreichisches Bundesinstitut für Gesundheitswesen 2003, S. 23). Als Umsetzung hierfür dienen Wahrnehmung, Erfahrung und Handeln, sowie Erleben und Kommunikation. Somit wird es möglich komplexe Situationen bewältigen zu können. Die Lehrpersonen dienen hierbei als Tutor und Coach, die Lernenden können aktiv und autonom mitwirken. Aufgrund dieser Rahmenbedingungen lässt sich die Theorie einer wahrnehmungszentrierten, radikal-konstruktivistisch orientierten Didaktik hervorragend in der Praxis umsetzen. Ansätze hierfür erläutert bereits Ernst von Glasersfeld (vgl. ebd. 1995, S. 1f; 1996, S. 283ff.). Die praktischen Erfahrungen Paul Watzlawicks (siehe 4.2.) bilden dazu eine hervorragende exemplarische Basis um zu zeigen wie konstruktivistische Kommunikation umsetzbar ist.

4.2 Wahrnehmung in der pflegedidaktischen Kommunikation: die Möglichkeit des Andersseins

Die Idee eine „Möglichkeit des Andersseins" in die Didaktik der Pflegeausbildung zu integrieren, beruht auf dem radikal-konstruktivistischen Prinzip der Psychotherapie von Paul Watzlawick und Mitarbeitern der berühmten „Palo-Alto-Gruppe" des Mental Research Institutes (MRI). Selbstverständlich mag es im ersten Moment irritierend wirken, die Klientel der SchülerInnen mit den PatientInnen eines Psychotherapeuten gleichgesetzt zu sehen, doch in den Überlegungen Watzlawicks (vgl. ebd. 1977, S. 7) geht es in erster Linie um die Art der Kommunikation um gemeinsam Lösungen zu erarbeiten. Somit bleibt die Verwendung in der Therapie nur ein Konzept, das jederzeit abgeändert oder umgedeutet werden kann. Die Vorstellung, dass KlientInnen Watzlawicks offensichtlich in ihrer Wahrnehmung gestört sein müssen (sonst wären sie ja nicht in Behandlung), ist ebenso wenig verifizierbar wie die Annahme, dass die Kommunikation im Pflegeunterricht „von selbst" jederzeit passend ist. Gerade die Wahrnehmung der Kommunikation ist es jedoch, die Watzlawick wesentlich erscheint. Dabei „wie" auf einander eingegangen wird, geht es darum, das konstruktivistische Lösungsverständnis durch Kommunikation praktisch umzusetzen.

Paul Watzlawick hat in den Jahren 1974 bis 1977, zum Teil mit Co-Autoren, drei Werke geschrieben, die kaum unterschiedlicher sein können. Gemeinsam mit Weakland und Fisch entstand zuerst das Buch „Lösungen.", das mit neuartigen Strategien in der Kommunikationspsychologie aufhorchen ließ. Zum einen verweisen die Autoren in der Problementstehung (vgl. Watzlawick et al. 2003, S. 51 ff.) darauf, dass der zwanghafte Lösungsversuch häufig das Problem selbst darstellt. Andererseits müssen nach Ansicht der Autoren (vgl. ebd., S. 99ff.) neue Lösungsmechanismen gefunden werden, die schon bald als „Lösungen zweiter Ordnung", „Umdenken" oder „Wandel" bekannt werden. Watzlawick et al. beschreiben somit genau die Mechanismen, die auch für Unterrichtende interessant sind. Es gilt Wissen nicht nur faktenorientiert, sondern auch auf einer Verständnis-, einer emotionalen oder vielleicht sogar transzendentalen Ebene zu transportieren. Zwei Jahre nach „Lösungen" erscheint das sehr allgemein verständlich und populärsprachlich gehaltene Taschenbuch „Wie wirklich ist die Wirklichkeit?" (vgl. Watzlawick 2011b). Viele Geschichten und Beispiele, eine einfache und klare Sprache, sowie ein gewisses Maß an Provokation und Witz lassen das Buch rasch zum Bestseller avancieren. Auch wenn dieses Werk nicht wissenschaftlich gehalten ist, hat es doch einen unbeschreiblichen Nutzen. Es macht viele

psychotherapeutische Ansätze, das Verständnis psychischer Erkrankungen, sowie
den Radikalen Konstruktivismus, in der Öffentlichkeit salonfähig. Dadurch erlaubt
es den LeserInnen sich ohne Scham selbst zu reflektieren. Es beginnt eine Ära der
neuen Offenheit. Ein Jahr darauf erscheint letztlich das vermutlich unbekannteste
Werk, das in diesem Zusammenhang zur menschlichen Kommunikation verfasst
wurde. In „Die Möglichkeit des Andersseins" beleuchtet Watzlawick (vgl. ebd. 1977)
sehr detailliert und wissenschaftlich belegt die Kommunikationsproblematik aus neu-
rowissenschaftlicher Sicht. Hier beschreibt er nicht nur Techniken wie beispielsweise
„Symptomverschreibung" (vgl. ebd., S. 81ff.), „Verhaltensverschreibung" (vgl. ebd.,
S. 103 ff.) oder die von Viktor Frankl begründete „paradoxe Intervention" (vgl. Watzlawick, 1977 S. 78ff.). Er geht auch explizit auf beide Hemisphären des Gehirns ein
und erklärt analytisch warum sie sich zeitweise beim Denken ausblenden (vgl. ebd.,
S. 44ff.). Für Lehrende ergibt sich im Zusammenhang dieser drei Werke somit eine
konstruktivistische Basis. Diese erlaubt es, gerade in der Ausbildung zu einem derart
sozialen Beruf wie der Pflege, die Qualität des Berufsverständnisses zu unterstrei-
chen.

Im Gegensatz zur Psychotherapie, die oft versucht konstruktive Kommunikation
überhaupt erst zu schaffen, geht es im Rahmen der (didaktischen) Sprache darum, die
bereits vorhandene Kommunikation zu optimieren um die Viabilität des Verständnisses zwischen den Gesprächspartnern so gut wie möglich anzugleichen (vgl. Watzlawick et al. 2000, S. 36f.). Das kommunikative „Problem", das ja im Prinzip nur eine
Art von Divergenz einer Auffassung darstellt, ist somit oft ein rein semantisches.
Wenn Watzlawick (1977, S. 112f.) schreibt, dass es wichtig ist die „Sprache" des Ge-
genübers zu verwenden, meint er damit nicht nur, dass man sich seinem Intellekt,
den Sprachgewohnheiten oder gegebenenfalls auch seinem Dialekt anpassen soll.
Durch achtsame Kommunikation, wenn man auf die Wortwahl von Gesprächspart-
nerInnen achtet, erkennt man ob diese eine optische, taktile, akustische, etc. Wahrnehmung zu der diskutierten Situation aufweisen. Es geht also darum, wie in der Po-
etik, darauf zu achten, welche Gefühle durch die Wortverwendung erlebt, bzw. vermittelt werden. Watzlawick (vgl. ebd. 1977 S. 17f.) geht davon aus, dass es, ebenso
wie Emotion und das, was wir ein „rationales Denken" nennen, auch zwei Arten von
menschlicher Sprache gibt. Will man bei seinem Gegenüber einen emotionalen Reiz
setzen, im bereits erwähnten logischen Verständnis von Maturana und Varela somit
„pertubieren" (Maturana/Varela 2015, S. 85), ergibt sich der logische Schluss, dass
man beide Sprachen beherrschen und wissen muss, wie man damit Wirkung erzielt.

Gerade wenn es um eine Vermittlung empathischer Fähigkeiten geht ist somit das Verwenden einer emotional richtig gefärbten Sprache wesentliches Handwerkszeug der Pflegedidaktik.

Die beiden Hemisphären des menschlichen Gehirns explizit anzusprechen und zu stimulieren, wäre nach dem psychotherapeutischen Vorbild Watzlawicks (vgl. ebd. 1977, S. 44ff.) ebenfalls eine Möglichkeit zum „Anderssein" für PflegedidaktInnen. Meist wird im Unterricht die linke menschliche Hälfte des Gehirns angesprochen, die beispielsweise für Logik, Klarheit und wissenschaftliche Präzision verantwortlich ist. Dies hat jedoch zur Folge, dass im emotionalen Bereich fast nur Sekundärprozesse übernommen werden. Nach Watzlawick sieht sie auf Grund ihrer Detailverliebtheit oft „den Wald vor lauter Bäumen nicht" (Watzlawick 1977, S. 23). Um klare Strukturen zu erkennen, auswendig zu lernen und logisch zu argumentieren sind die Fähigkeiten der linken Hemisphäre unverzichtbar. Gerade bei Pflegepersonen sollte jedoch auch die rechte Gehirnhälfte gut trainiert sein. Die Fähigkeit ein Bild oder eine Situation „*pars pro toto*" (ebd., S. 24) zu erfassen, also von einem kleinen Detail ausgehend die Gesamtsituation emotional richtig beurteilen zu können, ist in diesem Pflegeberuf unumgänglich. Die komplexe Erfassung einer Situation ist somit gerade in der Unterrichtsgestaltung eine didaktische Herausforderung. Im Sinne des emotionalen Verständnisses ist es wichtig abstrakte Vorstellungen bewusst zu erfahren. Vor allem der akustische und der olfaktorische Sinn sind rechtshemisphärisch geprägt (vgl. ebd., S. 27). Eine Atmung, die sich „chronisch obstruktiv" anhört kann ebenso wenig linkshemisphärisch verifiziert werden, wie eine Wunde, die nach „Pseudomonas riecht". Um in der Pflegedidaktik die „Möglichkeit des Andersseins" auch praktisch anzuwenden, wird es eine Aufgabe der Zukunft sein die Pflegefachsprache besser anzupassen. Auf psychologischer Ebene ist hier interessant, dass offensichtlich immer jene Hemisphäre dominant ist, die aufgrund vermehrter Belohnung erfolgreicher ist, wie Watzlawick (vgl. ebd. 1977 S. 32) auf ein Experiment von Gazzaniga aus dem Jahr 1972 verweist. Die Hemisphäre, die die Problemlösung schneller bewältigt hat dominiert und wird somit bei ähnlichen Folgeproblemen vermehrt eingesetzt.

Verhaltens- und Symptomverschreibung, sowie der Begriff der Umdeutung sind ebenfalls aus der Psychotherapie entlehnte Begriffe, die didaktisch gut umgesetzt werden können. Ihre grundlegenden Strategien gelten als „Paradoxe Intervention" (im engeren Sinne auch „Intention") und entspringen der Logotherapie Viktor Frankls (vgl. Frankl 2017, S. 243f.). Besonders im praktischen Unterricht und vor Prüfungen kann mit diesen Möglichkeiten Unsicherheit abgebaut werden. Diese Maßnahmen beruhen auf „Lösungen zweiter Ordnung" (vgl. Watzlawick et al. 2003, S. 99f.). Diese Interventionsformen werden somit generell angewandt, wenn klassische Lösungsversuche nach dem Motto „mehr des Gleichen" nicht (mehr) funktionieren. Wenn die Lösung für Außenstehende paradox erscheinen mag, eröffnen sie im Fall der SchülerInnenanleitung neue Möglichkeiten und Handlungsfelder.

Bei der Verhaltensverschreibung geht man davon aus, dass die Vermeidung einer Situation, die man fürchtet oder ablehnt, eben das Problem selbst ist (vgl. Watzlawick et al. 2003, S. 111). Die Lösung kann somit nicht darin bestehen diese Situation weiterhin zu meiden oder das Problem zu negieren, sondern bewusst der Herausforderung ins Auge zu blicken, jedoch einen alternativen Lösungsansatz bietet, der im besten Fall die Auflösung der Ursache auf Metaebene anbietet.

Praxisbeispiel für eine Verhaltensverschreibung im Praktikum: Schüler H. äußert Angst davor bei Patienten Blut abzunehmen. Er beherrscht das Vorgehen theoretisch perfekt, bekommt jedoch Panik und Schweißausbrüche, wenn er eine Vene punktieren soll. Ihm wird daraufhin verboten intravenös zu stechen. Er hat nur alles soweit vorzubereiten, wie es gelernt hat. Vorbereitung, Palpation, Desinfektion – eben alles bis auf den Stich selber. Dann übernimmt eine routinierte Pflegeperson und punktiert die Vene. Die Abnahme mittels Blutröhrchen erfolgt wieder durch Schüler H. Ebenso die Etikettierung, Beschriftung und die Dokumentation. Dieses Procedere wird mehrere Tage hintereinander mehrmals täglich durchgeführt. Der Schüler übernimmt letztlich die vollständige und komplexe Handlung bis auf die eigentliche Punktion. Bei einer geplanten Routineblutabnahme einer Kollegin mit offensichtlich gut palpier- du sichtbaren Venen meint dann die durchführende Pflegeperson, dass sie unsicher sei und nicht wisse, ob sie hier korrekt punktieren könne. Der Protest des Schülers lässt nicht lange auf sich warten. Die Verwunderung, dass doch die Vene perfekt zu stechen sei. In diesem Moment wird der Schüler aufgefordert, er möge doch so nett sein und die routinierte Pflegeperson unterstützen. Durch die Aufforderung zur Hilfestellung und der Tatsache, dass er nicht mehr in einem Abhängigkeitsverhältnis zur „übergeordneten" Pflegeperson steht, sondern seinerseits Unterstützung und Kompetenz anbieten kann, ist der Teufelskreis unterbrochen. Das Problem der Angst aufgrund eines möglichen Fehlverhaltens wird auf eine andere, eine Metaebene gehoben.

Die Symptomverschreibung im Sinne Watzlawicks kann großteils der klassischen Paradoxen Intervention Viktor Frankls gleichgesetzt werden. Die beiden Methoden mit ihren Varianten sind sehr ähnlich (vgl. Watzlawick 1977, S. 88ff.). Eine Differenzierung ist somit bestenfalls akademisch möglich, da jede einzelne Anwendungssituation an sich einzigartig und Situationsspezifisch ist. Es kommt somit häufig zu Mischformen, deren Lösungsstrategie jedoch immer darin liegt nicht das (Kommunikations-)Problem an sich, also auf gleicher Ebene zu lösen, sondern auf einer darüber liegenden, einer Metaebene. Frankl selbst betonte in seiner Vorlesung des Wintersemesters 1949/1950 (ebd. 1950, S. 12): „(...) Rückbesinnung auf den Logos bedeutet so viel wie Rückbesinnung auf den Sinn und auf die Werte."

Praxisbeispiel für eine Symptomverschreibung im Praktikum: Schülerin S. verabsäumt es jedes Mal, wenn sie mit dem Patienten gearbeitet hat und eventuell noch etwas aus einem anderen Bereich benötigt, darauf, die (zumindest vermeintlich) kontaminierten Handschuhe auszuziehen. Kognitiv ist ihr völlig klar, dass sie dies tun sollte, sie führt die notwendige Handlung jedoch nicht aus. Auch wenn sie sich Mühe gibt andere Gegenstände, insbesondere Türschnallen, nicht zu berühren, kann dies nicht vollständig vermieden werden. Eine wiederholte Ermahnung durch KollegInnen und das Lehrpersonal hilft für den Augenblick, jedoch nicht längerfristig. Es ist somit notwendig eine über der logischen Handlungsebene liegende Metaebene anzusprechen, nach Frankl somit eine Rückbesinnung auf die Werte zu erlangen. Nachdem die Schülerin wieder einmal nach dem Waschen des Intimbereiches einer Patientin am Weg ins Badezimmer die Türschnalle mit den Handschuhen berührt, sagt die anwesende Lehrerin: „Halt! Ich hätte gerne, dass sie die Handschuhe ausziehen". In der Annahme wieder gerügt zu werden und der Ahnung, dass ihr ein Nichtdenken und Gleichgültigkeit vorgeworfen würden, kommt sie niedergeschlagen der Aufforderung nach. Die Lehrerin bedankt sich aber bei ihr für das Herbeiführen dieser Situation, da es ihr nur so möglich ist das emotionale Empfinden anderer Pflegekräfte zu spiegeln. Sie fordert die Schülerin nun bewusst auf jetzt die Türschnalle mit der bloßen Hand anzufassen. Die Schülerin lehnt dies ab, da ihr ja bewusst ist, dass der Bereich kontaminiert ist. Erst dadurch, dass die Lehrperson keine Anstalten macht eine andere Lösung zuzulassen, beide somit in diesem Raum de facto „in der Falle" sitzen, kommt es bei der Schülerin zu einer emotionalen und damit wertebetonten Einsicht, die nicht mehr auf der

Handlungsebene anzutreffen ist. Die hygienisch korrekte Handlung wird von einer übertragenen Aufgabe zum notwendigen Selbstverständnis.

Es gibt im Bereich der Paradoxen Intervention unzählige weitere Möglichkeiten, die sowohl von Watzlawick, als auch von Frankl beschrieben werden und deren Anwendung in den verschiedensten didaktischen Bereichen ebenfalls möglich ist. Bei der Paradoxen Intention beispielsweise, somit dem zielgerichteten Denken an etwas, kann man SchülerInnen auffordern sich eine bewusste Situation vorzustellen, in extremen Fällen sogar „herbeizuwünschen" (vgl. Frankl 2017, S. 244). So ist es unter bestimmten Voraussetzungen durchwegs zielführend jemandem mit Prüfungsangst vor Augen zu halten, was passiert, wenn eine bevorstehende Prüfung negativ ausfällt. Durch das Erkennen, dass es sich nicht um eine Angst vor der Prüfung per se handelt, sondern eine Versagensangst, die gegebenen Falls völlig andere Ursachen hat, wird das Problem auch hier auf eine andere Ebene verlagert. Nach der Darstellung von Watzlawick et al. (vgl. ebd. 2003, S. 47) ist es unumgänglich, dass dieser Ebenensprung bewusst ausgedrückt oder herbeigeführt wird, da ein Verbleib auf der gleichen Verhaltensebene eine unlösbare Paradoxie auslösen würde. Es ist leicht einzusehen, dass die Überlegung vor einer Prüfung nicht zu lernen um seine Kapazitäten für die Spontaneität und Flexibilität während des Prüfungsgespräches freizuhalten, auch nicht von Erfolg gekrönt sein wird. Doch auch in der Unterrichtssituation ist paradoxe Intention immer wieder gut anwendbar. Der bekannte Ausspruch: „denken sie jetzt bitte nicht an einen rosa Elefanten!" kann in verschiedenster Form eingebaut werden. Alleine ein Satzteil wie „…ich möchte mir ja nicht einmal vorstellen, wie, …" erzwingt geradezu eine plastische Vorstellung und ein emotionales Teilhaben von SchülerInnen.

Eines der bekanntesten (und ursprünglichste) Beispiel des Umdeutens ist nach Milton Erickson (vgl. ebd. 1991, S. 143) die Erzählung Viktor Frankls, wie er es schaffte mental das Konzentrationslager Auschwitz zu überleben. Dies gelingt, indem er sein Denken mit der Vorstellung besetzt (i. O.: „occupied his mind") seine Eindrücke zu transformieren um diese in späteren Vorlesungen zum Nutzen aller aufzuzeigen. Der Ursprung des Umdeutens entsteht somit dadurch, dass der Sache (in Frankls Fall: dem Leben) ein, bzw. ein neuer Sinn gegeben wird. So gesehen ist das Umdeuten mit Ursprung modernen konstruktivistischen Denkens, indem Wahrnehmung uminterpretiert wird. Der Sinn einer Situation oder Sachlage ergibt sich somit aus der Deutung des Zusammenspiels von Subjekt und Objekt. Das Beobachten „wie" Objekteigenschaften auf die subjektive Wirklichkeit wirken, ergibt somit die Qualität der

Wahrnehmung. Beeindruckend ist die starke Übereinstimmung mit der transzendentalen Subjekt-Objekt-Wahrnehmung Francisco Varelas (siehe 3.4.). Auch hier kann beobachtet werden, dass das Überleben Frankls deswegen funktioniert, weil der Sinn der Situation einem höheren, einem Meta-Nutzen zugeordnet wird.

In der Kommunikation, insbesondere der Didaktik, kann das Umdeuten vor allem eingesetzt werden, wenn das Verständnis in Bezug zum Nutzen des Erlernten nicht gegeben, bzw. erkennbar ist. Nach Watzlawick et al. (vgl. ebd. 2003, S. 121) ist es wesentlich zu verstehen, dass die Sachlage an und für sich unverändert bleibt. Umdeutung kann nirgends anders, als auf der Metaebene funktionieren.

Praxisbeispiel für eine Umdeutung im Praktikum: Ein Schüler ist im Langzeitpraktikum (Pflegeheim) des ersten Ausbildungsjahres angehalten die Grundpflege genau und gewissenhaft zu lernen. Besonders bei einer Klientin, die mehrmals am Tag nach der Leibschüssel verlangt und deren Intimpflege nicht nur aufwändig, sondern auch anstrengend und belastend ist, macht sich bei ihm bald eine Unlust breit die notwendige Tätigkeit zu verrichten. Mit der Zeit entsteht sogar eine Abneigung gegen die Person an sich, die eher als Last denn als Mensch wahrgenommen wird. Im Sinne von Lösungen 1. Ordnung, also „mehr des Gleichen", würde die Praxisanleiterin nun auf den Fehler und die unkorrekte Einstellung der Patientin gegenüber aufmerksam machen und eine korrekte Pflege einfordern. Um umzudeuten ist es jedoch notwendig die Wahrnehmung auf eine andere Ebene zu setzen. Die Praxisanleiterin weist daher beim nächsten Läuten der Glocke der Dame den Schüler an am Stützpunkt sitzen zu bleiben, diese Angelegenheit müsse von einer diplomierten Pflegeperson durchgeführt werden. Die Praxisanleiterin führt die Pflege alleine durch. Diese Situation wiederholt sich mehrmals. Auf die Frage, was denn daran so außergewöhnlich sei der Klientin die Intimpflege durchzuführen, erklärt die Fachkraft: „Medikamente einzuschachteln, Spritzen zu geben und Infusionen anzuhängen ist einfach. Das kann man jedem auf der Straße beibringen. Pflege beginnt dort, wo man die Bedürfnisse, die Scham und die Hilflosigkeit erkennen muss. Diese Fähigkeit hat nicht jeder. Es erfordert Können und Empathie einem anderen Menschen so wertschätzend zu begegnen, dass er so eine Handlung von einer fremden Person annimmt." Mit dieser Aussage hat die Praxisanleiterin die Pflegehandlung in ein anderes Licht gerückt, auf eine Ebene, die erstrebenswert ist.

Alleine mit der Möglichkeit diese „Praxis des Wandels", wie dies Watzlawick et. al (vgl. ebd. 2003, S. 135) bezeichnen, anzuwenden, eröffnet der Didaktik ein breites Spektrum konstruktiver Kommunikation. Sowohl in den oben genannten Beispielen, wie auch bei anderen, ähnlichen, paradoxen psychologischen Lösungsmustern auf der Metaebene (Systemverschiebung, Rückfallvorhersage, etc.) können festgefahrene Muster, die sich primär in unserer linken Hemisphäre manifestiert haben, gelöst werden. Das Problem in der Praxis, die Watzlawick´sche „Achillesferse" (vgl. ebd., S. 140) liegt in der Compliance der Kommunikationspartner. Gehen diese, aus welchen Gründen auch immer, auf eine Verschreibung oder Umdeutung nicht ein, führt eine noch so gut geplante und vorbereitete Intervention nicht zum Ziel.

5 Zusammenfassung

Die geistigen, emotionalen und didaktischen Anforderungen an das Lehrpersonal für Krankenpflegeberufe sind, nicht zuletzt aufgrund eines derzeit massiven Wandels der Berufslandschaft, enorm. In der Pflege wird immer mehr Personal benötigt, das in kürzerer Zeit besser ausgebildet sein soll (vgl. Frohner 2017, o.S.). Das verlangt nach praktikablen didaktischen Möglichkeiten, um diesen steigenden Anforderungen gerecht werden zu können. Eine Möglichkeit, diese Aufgabe umzusetzen, ist es, den Focus des Unterrichtens vermehrt auf die Wahrnehmung der einzelnen Lernenden zu lenken. Das erfordert keine Umstellung der Lehrmethoden, sondern vielmehr eine wahrnehmungszentrierte Grundeinstellung und Geisteshaltung von Unterrichtenden.

Die Ausgangsbasis, um eine auf Wahrnehmung zentrierte Didaktik zu erforschen, war es festzustellen, was eine gute Lehrperson ausmacht. Dafür wurde das Verständnis des Begriffes „Lehrkompetenz" im Sinne der Hattie-Studie, in der sie als „Die Beiträge der Lehrpersonen" verstanden werden (vgl. Hattie 2015, S. 129ff.), analysiert. Auch wenn sich diese Studie ausschließlich auf das angloamerikanische Schulsystem bezieht, konnte eindeutig festgestellt werden, dass didaktische Fähigkeiten weder vom Schulsystem, noch von curricularen Vorgaben abhängen. Gute Lehrpersonen überzeugen durch eine klare Sprache und klares Handeln, strukturierten Unterricht, sowie Regelklarheit und Führungskompetenz. Gute Didaktik bedeutet nicht, dass man es den SchülerInnen um alle Umstände leicht macht. Fördern, fordern und Potentiale erkennen, ist der Schlüssel. Dazu benötigt man eine klare, unmissverständliche Kommunikation. Gemeinsam zu erreichende Ziele müssen im Vorfeld klar dargelegt werden. Ein strukturierter, gut nachvollziehbarer Unterricht, der anhand von Beispielen Problematiken erörtert, leitet Lernende vom Auswendiglernen zum Verstehen. Lehrkompetenz kann man keinesfalls auf rein fachliches Können der Lehrkräfte reduzieren. Kompetenzen werden erst geschaffen, wenn durch Studierende wahrgenommen wird, dass sie ernst genommen werden und ihnen eine Wertschätzung entgegengebracht wird. Durch das Verständnis eines fairen und respektvollen Umgangs miteinander, ehrlichem gegenseitigen Feedback und dem Vorleben von Werten, wird mehr Inhalt transportiert als alleine mit fachlichem Wissen.

Im nächsten Schritt wurde festgestellt, was Wahrnehmung ist und wie sie in didaktischer Hinsicht genutzt werden kann. Als wesentlichste Erkenntnis konnte dargebracht werden, dass jede Form von Wahrnehmung bereits aus neurophysiologischer

© Springer Fachmedien Wiesbaden GmbH, ein Teil von Springer Nature 2019
O. Proksch, *Wahrnehmungszentrierte Didaktik in der Pflegeausbildung*,
Best of Pflege, https://doi.org/10.1007/978-3-658-24748-5_5

Sicht individuell ist (vgl. Maturana/Varela 2015, S. 85f.). Wahrnehmung, (Wieder-) Erkennen und die sich daraus ergebenden Handlungen sind die Folge von unzähligen Afferenzen, deren Zusammenspiel mit dem bis dahin Erfahrenen, jedes einzelnen Individuums, genau diese Einzigartigkeit ausmacht. Der Schlüssel dafür, dass unser Zusammenleben trotz des Andersseins funktioniert, ist die durch Ernst von Glasersfeld beschriebene „Viabilität" (vgl. ebd. 2015, S. 18f.). Durch einen permanenten kognitiven und semantischen Abgleich beobachten wir unsere Wahrnehmungen, gleichen sie ab und positionieren sie neu. Mit dieser Erkenntnis wird eine Ebene funktionaler Kommunikation erreicht.

Nach einer historischen Betrachtung des Begriffes „Didaktik" und dem Vergleich mit einer konstruktivistischen Lernerfahrung konnte festgestellt werden, dass ein selbstständiges Erkennen von brauchbaren Lösungswegen die Grenze vom Können zum Wissen überspringt. Diese Unterscheidung (vgl. von Glasersfeld 1995, S. 286f.) bildet das grundlegende Paradigma einer wahrnehmungszentrierten Didaktik. Es wurde klar dargestellt, dass eine gute Merkfähigkeit kein Garant für vorhandenes Wissen ist. Auswendiglernen zu können bedeutet nicht Wissen zu haben. Dennoch wurde festgehalten, dass eben dieses Auswendiglernen auch seine Vorteile haben kann, da es als Gehirntraining von großem Nutzen ist (vgl. Braun/Stern 2011, o.S.). Durchwegs kritisch wurde jedoch der Vorstoß des Bundesministeriums für Bildung gesehen (vgl. ebd. 2017, o.S.), den digitalen Unterricht verstärkt anzubieten. In wieweit eine Abhängigkeit von Computersystemen zu einer „digitalen Demenz" führen kann (vgl. Spitzer, 2014), wird vermutlich erst die Zukunft zeigen. Die Balance zwischen (auswendig-)lernen, erkennen, erfahren und erforschen zu finden, wird sicherlich eine Herausforderung zukünftiger Didaktik darstellen. Guter Unterricht ist jedoch weit mehr als Wissensvermittlung. Das Weitergeben von Haltung, Werten, emotionaler Festigkeit, Neugierde und Interesse sind wesentliche zwischenmenschliche Werte. Diese können von den Lehrpersonen benutzt werden um den „Flow" beim Lernen zu unterstützen (vgl. Csikszentmihalyi/Schiefele 1993, S. 209).

Die Erkenntnisse aus der Diskussion der Begriffe wurden zu dem Verständnis von wahrnehmungszentrierter Didaktik zusammengefasst. So konnte festgestellt werden, dass ein schülerzentriertes Planen, Verstehen und Analysieren eines Phänomens, auch evidenz-basiertes Handeln bedeutet. Wie SchülerInnen ihre Umwelt, den Lernstoff, die Beziehung zur Lehrperson und auch sich selbst in diesem Prozess des Lernens wahrnehmen, kann beobachtet, dokumentiert, analysiert und evaluiert werden.

Nachdem die Grundbegriffe ausreichend diskutiert wurden, konnte durch Zusammenführung und Abgleich die erste Forschungsfrage beantwortet werden:

> Besteht generell ein Zusammenhang von Hatties Lehrkompetenz, Didaktik und der Wahrnehmung von Lernenden?

Die Hattie-Studie weist ein sehr hohes Effektmaß ($d =.72$) für die „Lehrer-Schüler-Beziehung" (vgl. Hattie 2015, S. 141ff.), somit dem stark wahrnehmungsorientierten Handeln von Lehrkräften auf. Dadurch kann rasch festgestellt werden, dass man die Frage mit einem klaren „ja" beantworten muss. Es geht jedoch vielmehr um das „wie", als um ein „ob". Wie kann, nach Analyse der Hattie'schen Lehrkompetenzen, die Wahrnehmung von Lernenden bestmöglich angeregt werden? Einer der größten Lerneffekte ($d =.75$) wird erzeugt, wenn SchülerInnen wahrnehmen, wie wichtig dem Lehrerkörper das Lernen und das vermittelte Wissen ist (vgl. ebd., S. 150f.). Dieses Wahrnehmen der Lernenden beruht auf zwei wesentlichen Faktoren: der Qualität der Lehrpersonen und der Beziehung zu den SchülerInnen. Die Qualität einer Lehrperson entsteht in diesem Zusammenhang jedoch erst durch die Beziehungs-Wahrnehmung der Studierenden selbst. Lernassistenten sein, statt den Lernenden Hürden zu bauen, die Neugierde, Interesse und Begeisterung wecken, das sind nach Hattie (vgl. ebd. 2015, S. 153) die „Veränderer", so genannte „change agents". Bei solchen Lehrpersonen wird der Unterrichtsstoff durch Lernende anders wahrgenommen. Konstruktives Feedback, die Erfahrung von Studierenden, auch durch den Lehrkörper wahrgenommen und wertgeschätzt zu werden, weist eine hohe Wirkung auf. In gleichem Maße zielführend ist die Wahrnehmung der Lehrenden, wenn sie Erwartungshaltungen in die Schüler setzen. Der „Pygmalion-Effekt" (vgl. Rosenthal/Jacobsen 1971) kann sehr gut genutzt werden. Wird eigene Leistung als solche positiv wahrgenommen, potenziert das Erfolgserlebnis diese wiederum. Letztlich kann festgehalten werden, dass die optimale Wahrnehmung durch die Lehrpersonen mit der Aussage John Hatties (vgl. ebd. 2015, S. 140), dass man das Klassenzimmer mit den Augen der SchülerInnen wahrnehmen soll, den besten Zugang zur Wahrnehmung von Schülerinnen widerspiegelt.

Nachdem der Zusammenhang von Lehrkompetenzen und einer wahrnehmungszentrierten Didaktik dargestellt wurde, ging es darum festzustellen, ob Methoden des Radikalen Konstruktivismus diese unterstützen können. Durch eine zuerst allgemeine Betrachtung, im engeren Sinne dann auf die Ausbildung von Pflegepersonen bezogen, ergab sich die zweite Forschungsfrage:

Wie kann Unterricht im Bereich der Gesundheits- und Krankenpflege auf Wahrnehmung zentriert und radikal-konstruktivistisch umgesetzt werden? Auch hier musste wieder mit einer Grundlagenforschung und Begriffsanalysen begonnen werden. Der Radikale Konstruktivismus wurde im umfassenden Kontext eines allgemein-konstruktivistischen Denkens dargestellt und im Forschungsfeld positioniert. Verschiedene Varianten und Denkarten sind hierbei ebenso, wie die kritische Hinterfragung einer brauchbaren Umsetzung, berücksichtigt worden. In mehreren Schritten entstand die Darstellung didaktischer Möglichkeiten eines radikalen Denkens. Von der Überlegung Ernst von Glasersfelds ausgehend, dass es Objektivität auf Grund einer individuellen Wahrnehmung nicht geben kann (vgl. ebd. 2010, S. 22) wurde zunächst festgestellt, wie es von der Sinnesreizung zu einem kommunikativen Lernen kommt. Daraufhin wurde anhand des Shannon-Weaver-Modells (vgl. Beck 2017, S. 20) das Problem aufgegriffen, dass die menschliche Semantik immer nur begrenzt verständlich ist. Trotz kritischer Hinterfragung diente hierbei die Sapir-Whorf-Hypothese (vgl. Whorf 1956) als grundsätzlicher Lösungsansatz. Nach der Diskussion der Begriffe von Autopoiese und Pertubation (vgl. Maturana/Varela 2015, S. 56ff.; S. 85f.) konnte mit der vom Glasersfeld´schen Überlegung einer isomorphen Übereinstimmung des Denkens (vgl. ebd. 2015, S. 18f.) eine Möglichkeit annähernder gedanklicher Übereinstimmung aufgezeigt werden. Letztlich wurde auch noch die Überlegung diskutiert, ob ein radikales Denken paradigmatisch betrachtet werden kann (und darf), wobei das Ergebnis als individuell abhängig betrachtet werden muss.

Eine der interessantesten Ideen des radikalen Umdenkens bieten Varela, Thompson und Rosch mit ihrem Werk „Der mittlere Weg der Erkenntnis", in dem wissenschaftlich dargelegt wird, dass Wahrnehmung auch von einem individuellen, transzendentalphilosophischen Aspekt aus betrachtet werden muss (vgl. ebd. 1992, S. 41f.). Dadurch bekommt das Wahrnehmen einen anderen, tieferen Sinn, der im Bereich der Didaktik wesentlich ist und auf empathischer Ebene umgesetzt werden kann.

Zur ausreichenden Darlegung, von radikal-konstruktivistischen Lösungsansätzen im Unterricht für den gehobenen Dienst in der Gesundheits- und Krankenpflege, wurden die einschlägigen gesetzlichen und curricularen Vorgaben analysiert. Hierbei konnte festgestellt werden, dass in den Ausbildungsverordnungen didaktische Ansätze festgehalten sind, die in weiten Teilen den pädagogischen Überlegungen des Radikalen Konstruktivismus übereinstimmen (vgl. Österreichisches Bundesinstitut für Gesundheitswesen 2003, S. 19ff.).

Die Forschungsfrage in Bezug auf eine radikal-konstruktivistischen Umsetzung der Pflegedidaktik, kann aus Sicht einer praktischen Umsetzung nur exemplarisch beantwortet werden. Durch die Darlegung radikal-konstruktivistischer Handlungsfelder aus dem Bereich der Psychotherapie (vgl. Watzlawick et al. 2003, S. 99ff.) konnten Ansätze von Lösungen erarbeitet werden. Aufgrund der Individualität jeder einzelnen Lehr- und Lernsituation, ist eine dezidierte Aufzählung von vorgefertigten Ergebnissen nicht möglich. Es wurde jedoch mittels exemplarischer Darstellung aufgezeigt, wie Lehrende eine wahrnehmungszentrierte Didaktik umsetzen können.

Das Fazit der Überlegung, ob es möglich ist, wahrnehmungszentrierte Didaktik (sei es im Bereich der Gesundheits- und Krankenpflege- Ausbildung, oder auch generell) umzusetzen, ist zwar unerwartet, wenn auch bei genauerer Betrachtung kaum überraschend. Wahrnehmungszentrierter Unterricht ist keine Methode. Nichts, das man lernen kann. Vielmehr geht es in erster Linie um eine innere Einstellung und Haltung der Lehrpersonen. Diese Einstellung entkräftet auch das Argument, dass es für jede Form der individuellen Didaktik zu wenig Geld, zu wenige Lehrkräfte oder Infrastruktur gibt. Methoden, wie die der radikal-konstruktivistischen Psychotherapie, können zwar zur Unterstützung herangezogen werden. Ausschlaggebend bleibt jedoch immer das Verständnis der Lehrpersonen „wie" und nicht „was" durch Lernende aufgenommen wird. Es gibt keine einzelne wahrnehmungszentrierte Handlung von Lehrenden. Durch eine achtsame, wertschätzende und individuell empathische Lebenseinstellung, sowie eine positive Erwartungshaltung in die Fähigkeiten der SchülerInnen, kann eine Beziehung aufgebaut werden. Diese begünstigt einen dauerhaften Lernfortschritt. Dafür ist das grundlegende Verständnis der Unterrichtenden notwendig, dass jede Form der Wahrnehmung individuell ist und durch vorangegangene Erfahrungen geprägt wird. Alle SchülerInnen sind einzigartig und müssen wertfrei aufgrund ihrer bisherigen Prägungen betrachtet werden. Nur so entsteht eine produktive Symbiose aus lehren und lernen.

> **„Lehren ist eine Form der Kunst und darum braucht der Lehrer nicht nur Erfahrung im Wissen, sondern auch Intuition und Fingerspitzengefühl im Umgang mit Schülern."**
>
> **Ernst von Glasersfeld (ebd. 1995, S. 4)**

6 Literaturverzeichnis

BATESON, Gregory (1996): Ökologie des Geistes. Anthropologische, psychologische und epistemologische Perspektiven. 6. Aufl. Frankfurt am Main: Suhrkamp.

BAUDSON, Tanja Gabriele (2011): Pygmalion in der Schule. Wie mächtig sind Lehrererwartungen? In: MinD-Magazin 82, Gräfelfing bei München: Mensa in Deutschland, S. 8-10.

BECK, Klaus (2017): Kommunikationswissenschaft. 5. Aufl. Konstanz: UVK.

BENES, Georg M. E./**GROH**, Peter E. (2017): Grundlagen des Qualitätsmanagements. 4., erw. Aufl. Leipzig: Hansa.

BIEBIGHÄUSER, Katrin (2014): Fremdsprachen lernen in virtuellen Welten. Empirische Untersuchung eines Begegnungsprojekts zum interkulturellen Lernen. Tübingen: Narr Francke Attempto.

BEYWL, Wolfgang/**ZIERER**, Klaus (2015): Lernen sichtbar machen. Zur deutschsprachigen Ausgabe von „Visible Learning". Überarbeitete deutschsprachige Ausgabe von Visible Learning. Erweiterte Ausgabe mit Index und Glossar. 3. Aufl., Baltmannsweiler: Schneider, S. VI-XXVI.

BEZIRKSBLÄTTER NIEDERÖSTERREICH (2014): Alternative Schulen sind teuer. In: https://www.meinbezirk.at/klosterneuburg/lokales/alternative-schulen-sind-teuer-d819504.html [05.11.2017].

BOSSARD, Carl (2017): Was pädagogische Leidenschaft bewirken kann. In: http://www.zeit-fragen.ch/de/ausgaben/2017/nr-8-28-maerz-2017/was-paedagogische-leidenschaft-bewirken-kann.html [05.11.2017].

BRAUN, Maria/**STERN**, Elsbeth (2011): Ein Loblied auf das gute alte Auswendiglernen. In: https://www.welt.de/wissenschaft/article12281977/Ein-Loblied-auf-das-gute-alte-Auswendiglernen.html [05.11.2017].

BRÜGELMANN, Hans (2014): What works best in school? Hatties Befunde zu Effekten von Schul- und Unterrichtsvariablen auf Schulleistungen. In: Terhart Ewald (Hrsg.): Die Hattie-Studie in der Diskussion. Probleme sichtbar machen. Seelze: Kallmeyer in Verbindung mit Klett Friedrich, S. 24-37.

© Springer Fachmedien Wiesbaden GmbH, ein Teil von Springer Nature 2019
O. Proksch, *Wahrnehmungszentrierte Didaktik in der Pflegeausbildung*,
Best of Pflege, https://doi.org/10.1007/978-3-658-24748-5

BUNDESKANZLERAMT (2008): Bundesrecht konsolidiert: Gesamte Rechtsvorschrift für FH-Gesundheits- und Krankenpflege-Ausbildungsverordnung. In: https://www.ris.bka.gv.at/GeltendeFassung.wxe?Abfrage=Bundesnormen&Gesetzesnummer=20005853 [05.11.2017].

BUNDESKANZLERAMT (2010): Bundesrecht konsolidiert: gesamte Rechtsvorschrift für Gesundheits- und Krankenpflege-Ausbildungsverordnung. In: https://www.ris.bka.gv.at/GeltendeFassung.wxe?Abfrage=Bundesnormen&Gesetzesnummer=10011179 [05.11.2017].

BUNDESKANZLERAMT (2017): Bundesrecht konsolidiert: gesamte Rechtsvorschrift für Gesundheits- und Krankenpflegegesetz. In: https://www.ris.bka.gv.at/GeltendeFassung.wxe?Abfrage=Bundesnormen&Gesetzesnummer=10011026 [05.11.2017].

BUNDESMINISTERIUM FÜR BILDUNG (2017): eEducation Austria: Digitale Schulentwicklung. In: https://www.bmb.gv.at/schulen/schule40/eeducation/eeducation.html [05.11.2017].

CAMUS, Albert (1997): Der erste Mensch. Reinbek: Rowohlt Taschenbuch-Verlag.

CICERO, Marcus Tullius (1997): Academici Libris. In: Straume-Zimmermann, Laila/Broemser, Ferdiannd, Gigon, Olof (Hrsg.): Sammlung Tusculum. 2. Aufl., Düsseldorf: Artemis & Winkler.

COHEN, Jacob (1988): Statistic Power Analysis for the Behavioral Sciences. 2nd. ed.; New York: Lawrence Erlbaum Associates.

CSIKSZENTMMIHALYI, Mihaly/**SCHIEFELE** Ulrich (1993): Die Qualität des Erlebens und der Prozeß des Lernens. In: Zeitschrift für Pädagogik, 39. Jg. Nr. 2, Berlin: Beltz.

DETEL, Wolfgang (2014): Grundkurs Philosophie. Band 4: Erkenntnis und Wissenschaftstheorie. 3. Aufl. Stuttgart: Reclam.

DIE PRESSE (Hrsg.) (2017a): Jeder achte Lehrer ist Burn-out-gefährdet. In: http://diepresse.com/home/bildung/schule/5284154/Jeder-achte-Lehrer-ist-Burnoutgefaehrdet [05.11.2017].

DIE PRESSE (Hrsg.) (2017b): Stress-Studie: am meisten leiden die Lehrer. In: http://diepresse.com/home/wirtschaft/economist/5173560/StressStudie_Am-meisten-leiden-die-Lehrer [05.11.2017].

DUDEN (Hrsg.) (2001): Das Fremdwörterbuch. 7., neu bearbeitete und erweiterte Aufl., Mannheim: Dudenverlag.

ECO, Umberto (2007): Wie man eine wissenschaftliche Abschlussarbeit schreibt. 12. Aufl. Heidelberg: C. F. Müller.

EISEND, Martin (2014): Metaanalysen. Sozialwissenschaftliche Forschungsmethoden. München: Rainer Hampp.

ERICKSON, Milton H. (1991): My Voice Will Go with You. THE TEACHING TALES. New York: W. W. Norton & Company Inc.

FH CAMPUS WIEN (o.J.): Studien- und Weiterbildungsangebot. Gesundheits- und Krankenpflege. Bachelorstudium, Vollzeit. In: https://www.fh-campus-wien.ac.at/studium/studien-und-weiterbildungsangebot/detail/gesundheits-und-krankenpflege.html?tx_asfhcw_course%5Bcontroller%5D=Course&cHash=563aa367a43f1282e52e28f35b289e79 [05.11.2017].

FOERSTER, Heinz von (2015): Entdecken oder erfinden. Wie lässt sich Verstehen verstehen? In: Carl Friedrich von Siemens Stiftung (Hrsg.): Einführung in den Konstruktivismus. 15. Aufl., München: Piper-Verlag GmbH, S. 41-88.

FOERSTER, Heinz von/**PÖRKSEN**, Bernhard (2016): Wahrheit ist die Erfindung eines Lügners. Gespräche für Skeptiker. 11. Aufl., Heidelberg: Carl Auer.

FRANKL, Viktor (1950): HOMO PATIENS. VERSUCH EINER PATOZIDEE. Wien: Deuticke.

FRANKL, Viktor (2017): Ärztliche Seelsorge. Grundlagen der Logotherapie und Existenzanalyse. 7. Aufl. Bern: Hans Huber.

FROHNER, Ursula (2017): Interview im Kurier. In: Willim Christian/Gebhart Josef: Schon jetzt herrscht in Österreich ein Engpass an Pflegepersonal. Eine Pensionswelle verschärft in den kommenden Jahren die Situation. In: https://kurier.at/chronik/oesterreich/oesterreich-droht-ein-pflegenotstand/294.071.564 [05.11.2017].

GALLINAT, Jürgen (2017): Neuronale Plastizität - Wie stark können wir unser Gehirn verändern? In: https://www.psy.uni-hamburg.de/forschung/instituts-vortraege/gallinat-abstract.html [05.10.2017].

GANONG, William F. (1974): Lehrbuch der Medizinischen Physiologie. Die Physiologie des Menschen für Studierende der Medizin und Ärzte. 3. Völlig neu bearbeitete und erweiterte Aufl., Berlin: Springer.

GLASERSFELD, Ernst von (1987): Wissen, Sprache und Wirklichkeit. Arbeiten zum radikalen Konstruktivismus. Braunschweig: Friedr. Vieweg & Sohn.

GLASERSFELD, Ernst von (1995): Aspekte einer konstruktivistischen Didaktik. In: https://www.vonglasersfeld.com/179 [05.11.2017].

GLASERSFELD, Ernst von (1996a): Die Welt als Blackbox. In: http://www.univie.ac.at/constructivism/archive/fulltexts/1476.html [05.11.2017].

GLASERSFELD, Ernst von (1996b): Radikaler Konstruktivismus. Ideen, Ergebnisse, Probleme. Frankfurt am Main: Suhrkamp.

GLASERSFELD, Ernst von/**VOß**, Reinhard (2005): Ernst von Glasersfeld im Interview mit Reinhard Voß. Sich auf eine ungemütliche Sache einlassen. In: VOß, Reinhard (Hrsg.): Unterricht aus konstruktivistischer Sicht. Die Welten in den Köpfen der Kinder. 2. Aufl., Weinheim: Beltz, S. 32-38.

GLASERSFELD, Ernst von (2008): „Was im Kopf eines anderen vorgeht können wir nie wissen". In: Pörksen, Bernhard: Die Gewissheit der Ungewissheit. Gespräche zum Konstruktivismus. 2. Aufl., Heidelberg: Carl-Auer, S. 46-69.

GLASERSFELD, Ernst von (2010): Einführung in den radikalen Konstruktivismus. In: Watzlawick, Paul (Hrsg.): Die erfundene Wirklichkeit. Wie wissen wir, was wir zu wissen glauben? 5. Aufl. München: Piper, S. 16-38.

GLASERSFELD, Ernst von (2011): Theorie der kognitiven Entwicklung. In: Pörksen, Bernhard (Hrsg.): Schlüsselwerke des Konstruktivismus. Wiesbaden: VS Verlag für Sozialwissenschaften, S. 92-107.

GLASERSFELD, Ernst von (2015): Konstruktion der Wirklichkeit und der Begriff der Objektivität. In: Carl Friedrich von Siemens Stiftung (Hrsg.): Einführung in den Konstruktivismus. 15. Aufl., München: Piper-Verlag GmbH, S. 9-39.

GOLDSTEIN, Bruce (2014): Wahrnehmungspsychologie. Der Grundkurs. 9. Aufl. Wiesbaden: Springer.

GORDON, Thomas (2004): Die Lehrer-Schüler-Konferenz. Wie man Konflikte in der Schule löst. 17. Auflage. Hamburg: Hoffmann und Campe.

HARSDÖRFFER, Georg Philipp (1650): Poetischer Trichter. Die Teutsche Dicht- und Reimkunst/ ohne Behuf der Lateinischen Sprache/ in VI. Stunden einzugiessen. Erster Theil. 2. Aufl. Nürnberg: Endter. In: http://www.deutschestextarchiv.de/book/show/harsdoerffer_trichter01_1650 [05.11.2017].

HATTIE, John (2003): Teachers Make a Difference: What is the research evidence? ACER Annual Conference on: Building Teacher Quality. In: http://research.acer.edu.au/cgi/viewcontent.cgi?article=1003&context=research_conference_2003 [05.11.2017].

HATTIE, John (2009): Visible Learning. A synthesis of over 800 meta-analyses relating to achievement. London: Routledge.

HATTIE, John (2012): Visible Learning for Teachers. Maximizing impact on learning. London: Routledge.

HATTIE, John (2013): „Schaut hin! ". In: http://www.zeit.de/2013/19/schulforscher-john-hattie [05.11.2017].

HATTIE, John (2015): Lernen sichtbar machen. Überarbeitete deutschsprachige Ausgabe von Visible Learning. Erweiterte Ausgabe mit Index und Glossar. 3. Aufl., Baltmannsweiler: Schneider.

HEJL, Peter M. (2015): Konstruktion der sozialen Konstruktion. Grundlinien einer konstruktivistischen Sozialtheorie. In: Carl Friedrich von Siemens Stiftung (Hrsg.): Einführung in den Konstruktivismus. 15. Aufl., München: Piper-Verlag GmbH, S. 109-146.

HEMETSBERGER, Paul (Hrsg.) (2017): dict.cc. Deutsch-Englisch-Wörterbuch. In: https://www.dict.cc/?s=mind [05.11.2017].

HURRELMANN, Klaus/**KLOTZ**, Theodor/**HAISCH**, Jochen (2014): Krankheitsprävention und Gesundheitsförderung. In: Hurrelmann, Klaus/Klotz, Theodor/Haisch, Jochen (Hrsg.): Lehrbuch Prävention und Gesundheitsförderung. Bern: Hans Huber, S. 13-58.

INSTITUT FÜR SCHULENTWICKLUNGSFORSCHUNG (IFS) (2006): Internationale Grundschul-Lese-Untersuchung – IGLU/IGLU-E. In: http://www.ifs.tu-dortmund.de/cms/de/Forschung/Gesamtliste-Laufende-Projekte/IGLU-PIRLS-2016.html [05.11.2017].

INTERNATIONAL ASSOCIATION FOR THE EVALUATION OF EDUCATIONAL ACHIEVEMENT (IEA) (2017): TIMMS. Trends in International Mathematics and Science Study. In: http://www.iea.nl/timss [05.11.2017].

KANT, Immanuel (1795): Zum ewigen Frieden. In: http://gutenberg.spiegel.de/buch/zum-ewigen-frieden-8301/1 [05.11.2017].

KANT, Immanuel (1833): Anthropologie in pragmatischer Hinsicht. Leipzig: Müller.

KANT, Immanuel (1878a): Kritik der reinen Vernunft. Text der Ausgabe 1781 mit Beifügungen sämtlicher Abweichungen der Ausgabe 1787. Zweite verbesserte Auflage, Leipzig: Philipp Reclam jun.

KANT, Immanuel (1878b): Kritik der praktischen Vernunft. Text der Ausgabe 1788 (A) unter Berücksichtigung der 2. Ausgabe 1792 (B) und der 4. Ausgabe 1797 (D), Leipzig: Philipp Reclam jun.

KANT, Immanuel (1878c): Kritik der Urtheilskraft. Text der Ausgabe 1790, (A) mit Beifügung sämtlicher Abweichungen der Ausgaben 1793 (B) und 1799 (C), Leipzig: Philipp Reclam jun.

KANT, Immanuel (1880): Der Streit der Fakultäten. Nach dem Text der Ausgabe 1798, Leipzig: Philipp Reclam jun.

KLUG REDMAN, Barbara (2009): Patientenedukation. Kurzlehrbuch für Pflege- und Gesundheitsberufe. 2. Auflage, Bern: Hans Huber.

KÖCK, Wolfram Karl (2011): Von der Wahrheit zur Viabilität. In: Pörksen, Bernhard (Hrsg.): Schlüsselwerke des Konstruktivismus. Wiesbaden: VS Verlag für Sozialwissenschaften, S. 377-396.

KROPE, Peter/**FRIEDRICH**, Bianca/**GREFE**, Stephan/**KLEMENZ**, Dieter/**LORENZ**, Paul/**PETERSEN**, Johannes P./**THIEBACH**, Jörg/**WOLZE**, Wilhelm (2002): Die Kieler Zufriedenheitsstudie. Evaluation und Intervention auf konstruktiver Grundlage. Münster: Waxmann.

KROPE, Peter/**WOLZE**, Wilhelm (2005): Konstruktive Begriffsbildung. Vom lebensweltlichen Wissen zum wissenschaftlichen Paradigma der Physik. Münster: Waxmann.

LANG, Markus/**HOFER**, Ursula/**BEYER**, Friederike (2008): Didaktik des Unterrichts mit blinden und hochgradig sehbehinderten Schülerinnen und Schülern. Stuttgart: Kohlhammer.

LICHTENBERG, Georg Christoph (2015): Aus den Sudelbüchern. E-artnow. In: https://books.google.at/books?id=mf5FCgAAQBAJ&pg=PT433&dq=Paradigma+inauthor:Lichtenberg&hl=de&sa=X&ved=0ahUKEwiDts3xqZDXAh-WmIMAKHTOUCIsQ6AEIJzAA#v=onepage&q=Paradigma%20inauthor%3ALichtenberg&f=false [05.11.2017].

LINDEMANN, Holger (2006): Konstruktivismus und Pädagogik: Modelle, Wege zur Praxis. München: Ernst Reinhardt.

LOCKE, John (1791): vom menschlichen Verstande. Mannheim: Schwan & Göß.

LORENZEN, Paul (1967): Formale Logik. 3. durchgesehene und erw. Aufl. Berlin: de Gruyter.

LUHMANN, Nikolas (1987): Soziale Systeme. Grundriß einer allgemeinen Theorie. Frankfurt am Main: Suhrkamp.

MAAß, Stephan (2015): So gehört man mit deutschem Abi zur globalen Elite. In: https://www.welt.de/wirtschaft/karriere/bildung/article136751023/So-gehoert-man-mit-deutschem-Abi-zur-globalen-Elite.html [05.11.2017].

MARKS-TARLOW, Terry/**ROBERTSON**, Robin/**COMBS**, Allen (2002): Varela and the Uroborus: The psychological significance of reentry. In: Cybernetics & Human Knowing Volume 9, No.2., S. 31-47.

MATURANA, Humberto R. (1980): BIOLOGY OF KOGNITION. I. O. In: University of Illinois (Hrsg:) (1970): Biological Computer Laboratory Research Report BCL 9.0. Urbana IL, o. S., Reprint in: Autopoiesis and Cognition: The Realization of the Living. Dordecht: D. Reidel Publishing Co., S. 5-58.

MATURANA Humberto R./**PÖRKSEN**, Bernhard (2008): Das Erkennen des Erkennens verpflichtet. In: Pörksen, Bernhard: Die Gewissheit der

Ungewissheit. Gespräche zum Konstruktivismus. 2. Aufl., Heidelberg: Carl-Auer, S. 70-111.

MATURANA, Humberto R./VARELA, Francisco J. (2015): Der Baum der Erkenntnis. Die biologischen Wurzeln menschlichen Erkennens. 6. Aufl., Frankfurt am Main: Fischer Taschenbuch Verlag.

MEDIZINISCH UNIVERSITÄT GRAZ (in Kooperation mit dem Land Steiermark) (2016): BACHELORSTUDIUM PFLEGEWISSENSCHAFT. In: https://www.medunigraz.at/fileadmin/studieren/bachelor_pflegewissenschaft/pdf/studienplan_01102014.pdf [05.11.2017].

MEDIZINISCH UNIVERSITÄT GRAZ (2017): Bachelor Pflegewissenschaft. (0 033 301). In: http://www.medunigraz.at/pflegewissenschaft-bachelor/ [05.11.2017].

MEYER, Hilbert (2014): Auf den Unterricht kommt es an! Hatties Daten deuten lernen. In: Terhart Ewald (Hrsg.): Die Hattie-Studie in der Diskussion. Probleme sichtbar machen. Seelze: Kallmeyer in Verbindung mit Klett Friedrich, S. 117-131.

MEYER, Olaf (2005): Leib-Seele-Problem und Medizin. Ein Beitrag des frühen 20. Jahrhunderts. Würzburg: Königshausen & Neumann GmbH.

MONK, Ray (1991): LUDWIG WITTGENSTEIN. The Duty of Genius. London: Random House Group.

MOUNK, Yascha (2015): ALLGEMEINBILDUNG IST ÜBERSCHÄTZT. In: http://www.zeit.de/2015/05/schule-unterricht-allgemeinbildung-lernen [05.11.2017].

MOSER, Sibylle (2011): Sprachgewohnheiten. In: Pörksen, Bernhard (Hrsg.): Schlüsselwerke des Konstruktivismus. Wiesbaden: VS Verlag für Sozialwissenschaften, S. 108-123.

MUGERAUER, Roland (1992): Sokratische Pädagogik. Ein Beitrag zur Frage nach dem Proprium des platonisch-sokratischen Dialogs. Marburg: Tectum.

MÜLLER, Johannes Peter (1837): PHYSIOLOGIE DES MENSCHEN für Vorlesungen. Dritte verbesserte Aufl., Coblenz: J. Hölscher.

MÜLLER, Karl H. (2011): Die Versuchung der Gewissheit. In: Pörksen, Bernhard (Hrsg.): Schlüsselwerke des Konstruktivismus. Wiesbaden: VS Verlag für Sozialwissenschaften, S. 254-269.

NEUHAUSER Julia/**ETTINGER**, Karl (2013): Was der perfekte Lehrer können muss. In: http://diepresse.com/home/bildung/schule/hoehereschulen/1399598/Was-der-perfekte-Lehrer-koennen-muss [05.11.2017].

NIETZSCHE, Friedrich (1974): Nachgelassene Fragmente. Herbst 1884 bis Herbst 1885. In: Colli, Giorgio/Montinari, Mazzino (Hrsg.): Nietzsche. Werke. Kritische Gesamtausgabe. Siebente Abteilung. Dritter Band. Berlin: Walter de Gruyter.

NIETZSCHE, Friedrich (1941): ALSO SPRACH ZARATHUSTRA. Würzburg: Universitätsdruckerei H. Stürz A. G.

NIMMERVOLL, Lisa (2016): Pisa-Leseschwäche: mit Postings und Facebook Lust aufs Lesen machen. In: http://derstandard.at/2000049452022/Mit-Comics-Postings-und-Facebook-Lust-aufs-Lesen-machen [05.11.2017].

OLBERG, Hans Joachim von, (2014): Evidence-Based Teaching. Hat John Hattie eine allgemeine Didaktik entwickelt? In: Terhart, Ewald (Hrsg.): Die Hattie-Studie in der Diskussion. Probleme sichtbar machen. Seelze: Kallmeyer in Verbindung mit Klett Friedrich, S. 10-23.

ORGANISATION FÜR WIRTSCHAFTLICHE ZUSAMMENARBEIT UND ENTWICKLUNG (OECD) (Hrsg.) (2017): PISA – Internationale Schulleistungsstudie der OECD. In: http://www.oecd.org/berlin/themen/pisa-studie/ [05.10.2017].

OSTERMANN, Gudrun (2016): Verfassungsklage: Freie Schulen wollen gleich viel Geld wie konfessionelle. In: http://derstandard.at/2000047146464/Verfassungsklage-Freie-Schulen-fordern-gleiche-Foerderung-wie-konfesionelle [05.11.2017].

ÖSTERREICHISCHES BUNDESINSTITUT FÜR GESUNDHEITSWESEN (ÖBIG) (Hrsg.) (2003): Offenes Curriculum – allgemeine Gesundheits- und Krankenpflege. Wien: Bundesministerium für Gesundheit und Frauen.

PESTALOZZI, Johannes H. (1872): Pestalozzi´s sämtliche Werke. Fünfzehnter Band. Brandenburg: Adolph Müller.

PLATON (2016a): Menon. 4. Aufl. Berlin: Holzinger.

PLATON (2016b): Der Staat. Berlin: Contumax.

PÖRKSEN, Bernhard (2011): Schlüsselwerke des Konstruktivismus. Eine Einführung. In: Pörksen, Bernhard (Hrsg.): Schlüsselwerke des Konstruktivismus. Wiesbaden: VS Verlag für Sozialwissenschaften, S. 13-28.

PRIVATE UNIVERSITÄT FÜR GESUNDHEITSWISSENSCHAFTEN, MEDIZINISCHE INFORMATIK UND TECHNIK (UMIT) (2013): Modulhandbuch Bachelorstudium Pflegewissenschaft. In: https://www.umit.at/data.cfm?vpath=stuma/0503-bachelor-pflegewissenschaft-modulhandbuchpdf42431 [05.11.2017].

PULASKI, Mary Ann (1979: Piaget. Eine Einführung in seine Theorien und Werke. Frankfurt am Main: Fischer.

REICH, Kersten (2002): Grundfehler des Konstruktivismus – Eine Einführung in das konstruktivistische Denken unter Aufnahme von 10 häufig gehörten kritischen Einwänden. In: Fragner, Josef/Greiner, Ulrike/Vorauer Markus (Hrsg.): Menschenbilder. Zur Auslöschung der anthropologischen Differenz. Bd. 15. Linz: Schriften der Pädagogischen Akademie des Bundes in Oberösterreich.

REICH, Kersten (2009): Die Ordnung der Blicke. Perspektiven des interaktionistischen Konstruktivismus. Band 1. Beobachtung und Unschärfe der Erkenntnis. 2., völlig überarbeitete Aufl. In: http://www.uni-koeln.de/hf/konstrukt/reich_works/buecher/ordnung/band1/reich_ordnung_band_1.pdf [05.11.2017].

REICH, Kersten (2010): Systemisch-konstruktivistische Pädagogik. 6., Aufl., Weinheim: Beltz-Verlag.

REICH, Kersten (2016): Die konstruktivistische und inklusive Didaktik. In: Porsch, Raphael (Hrsg.): Einführung in die allgemeine Didaktik. Münster: Waxmann, S.177-206.

RICHARDS, John/**GLASERSFELD**, Ernst von (1987): Die Kontrolle von Wahrnehmung und die Konstruktion von Realität. In: Schmidt, Siegfried J. (Hrsg.): Der Diskurs des Radikalen Konstruktivismus. Frankfurt am Main: Suhrkamp Taschenbuch Verlag, S. 192-228.

ROLFF, Hans-Günter (2014): Sind schulische Strukturfaktoren wirklich nicht so wichtig? Hattie und das deutsche Schulsystem. In: Terhart Ewald (Hrsg.): Die Hattie-Studie in der Diskussion. Probleme sichtbar machen. Seelze: Kallmeyer in Verbindung mit Klett Friedrich, S. 57-77.

ROSENTHAL, Robert/**JACOBSEN**, Lenore (1971): Pygmalion im Unterricht. Lehrererwartungen u. Intelligenzentwicklung d. Schüler. Weinheim: Belitz.

ROTH, Gerhard (1987a): Erkenntnis der Realität: Das reale Gehirn und seine Wirklichkeit. In: Schmidt, Siegfried J. (Hrsg.): Der Diskurs des Radikalen Konstruktivismus. Frankfurt am Main: Suhrkamp Taschenbuch Verlag, S. 229-255.

ROTH, Gerhard (1987b): Autopoiese und Kognition. In: Schmidt, Siegfried J. (Hrsg.): Der Diskurs des Radikalen Konstruktivismus. Frankfurt am Main: Suhrkamp Taschenbuch Verlag, S. 256-286.

RUSCH, Gebhard/**SCHMIDT**, Siegfried J. (1994): Piaget und der Radikale Konstruktivismus. Frankfurt am Main: Suhrkamp Taschenbuch Verlag.

ROUSSEAU, Jean J. (1908): Kulturideale. Jena: Eugen Diederichs.

RUMSEY, Deborah (2015): Statistik für Dummies. 3., überarbeitete Auflage. Weinheim: WILEY-VCH.

SARTRE, Jean-Paul (2008.): Das Spiel ist aus. 68. Aufl. Reinbek: Rowohlt.

SCHMIDT, Siegfried J. (1987): Der Radikale Konstruktivismus: Ein neues Paradigma im interdisziplinären Diskurs. In: Schmidt, Siegfried J. (Hrsg.): Der Diskurs des Radikalen Konstruktivismus. Frankfurt am Main: Suhrkamp Taschenbuch Verlag, S. 11-88.

SCHREINER, Claudia/**SALCHEGGER**, Silvia/**SUCHAŃ**, Birgit (Hrsg.) (2014): PISA 2012. Internationaler Vergleich von Schülerleistungen. Problemlösen, Mathematik und Lesen im elektronischen Zeitalter. Salzburg: bifie.

SCHULMEISTER, Rolf/**LOVISCACH** Jörn (2014): Kritische Anmerkung zur Studie „Lernen sichtbar machen" (Visible Learning) von John Hattie In: http://www.bak-online.de/downloads/Seminar2-2014_S121-130.pdf [05.11.2017].

SCHÜTZE, Jens (2009): Modellierung von Kommunikationsprozessen in KMU-Netzwerken. Grundlagen und Ansätze. Wiesbaden: GWV Fachverlage GmbH.

SCHWANTNER Ursula/**SCHREINER** Claudia (Hrsg.) (2010): PISA 2009. Internationaler Vergleich von Schülerleistungen. Salzburg: bifie.

SCHWANTNER Ursula/**SCHREINER** Claudia (Hrsg.) (2011): PISA 2009. Lesen im elektronischen Zeitalter. Salzburg: bifie.

SIEBERT, Horst (1997): Konstruktivistische (Theorie-)Ansichten der Erwachsenenbildung. In: Brödel, Rainer (Hrsg.): Erwachsenenbildung in der Moderne. Opladen: Leske & Budrich, S. 285-299.

SIEBERT, Horst (1998): Konstruktivismus: Konsequenzen für Bildungsmanagement und Seminargestaltung. Frankfurt am Main: BIM.

SIEBERT, Horst (2004): Sozialkonstruktivismus: Gesellschaft als Konstruktion. In: Journal of Social Science Education. Volume 3, Nr. 2. In: http://www.jsse.org/index.php/jsse/article/view/972/875 [05.11.2017].

SIMON, Fritz B. (2011): Von der Psychotherapie zur Erkenntnistheorie. In: Pörksen, Bernhard (Hrsg.): Schlüsselwerke des Konstruktivismus. Wiesbaden: VS Verlag für Sozialwissenschaften, S. 226-238.

SPIEWAK, Martin (2013): Ich bin superwichtig! In: http://www.zeit.de/2013/02/Paedagogik-John-Hattie-Visible-Learning [05.11.2017].

SPITZER, Manfred (2013) Das (un)soziale Gehirn. Wie wir imitieren, kommunizieren und korrumpieren. Stuttgart: Schattauer GmbH.

SPITZER, Manfred (2014): Digitale Demenz. Wie wir unsere Kinder um den Verstand bringen. München: Droemer-Knaur.

STANGL, Werner (1989): Das neue Paradigma der Psychologie: die Psychologie im Diskurs des radikalen Konstruktivismus. Braunschweig: Vieweg.

STEFFENS, Ulrich/**HÖFER**, Dieter (2011a): Zentrale Befunde aus der Schul- und Unterrichtsforschung – Eine Bilanz aus über 50.000 Studien. In: http://www.visiblelearning.de/wp-content/uploads/2013/07/Hattie_Veroeff_Erg_3a_Bilanz_2011-06-20.pdf [05.11.2017].

STEFFENS, Ulrich/**HÖFER**, Dieter (2011b): Was ist das Wichtigste beim Lernen? Die pädagogisch-konzeptionellen Grundlinien der Hattieschen Forschungsbilanz aus über 50.000 Studien. In: http://www.visiblelearning.de/wp-

content/uploads/2013/07/Hattie_Veroeff_Erg_4a_Grundl_2011-09-11.pdf
[05.11.2017].

STEFFENS, Ulrich/HÖFER, Dieter (2012): Aufschlussreiche und kontrovers
diskutierte Befunde der Hattie-Studie „Visible Learning". In: https://la.hes-
sen.de/irj/LSA_Internet?uid=7ce7499b-f5db-f317-9cda-a2b417c0cf46
[05.11.2017].

STEFFENS, Ulrich/HÖFER, Dieter (2014): Die Hattie Studie. In:
http://www.sqa.at/pluginfile.php/813/course/section/373/hattie_studie.pdf
[05.11.2017].

STOLZE, Radegundis (2011): Übersetzungstheorien. Eine Einführung. 6. Überarbeitete und erweiterte Aufl. Tübingen: Narr Francke Attempto.

SUCHAŃ, Birgit/BREIT, Simone (Hrsg.) (2015): PISA 2015. Grundkompeten-
zen am Ende der Pflichtschulzeit im internationalen Vergleich. Graz: Leykam.

SUTIN, Angelina R./LUCHETTI, Martina/STEPHAN, Yannik/ROBINS,
Richard W./ Terraccino, Antonio (2017): Parental educational attainment and
adult offspring personality: An intergenerational life span approach to the origin
of adult personality traits. In: Journal of Personality and Social Psychology, Vol
113 (1), July 2017, S. 144-166.

SUTTER, Tilmann (2009): Interaktionistischer Konstruktivismus. Zur Systemtheorie der Sozialisation. Wiesbaden: Verlag für Sozialwissenschaften.

TERHART, Ewald (2014): Der heilige Gral der Schul- und Unterrichtsforschung –
gefunden? Eine Auseinandersetzung mit Visible Learning. In: Terhart Ewald
(Hrsg.): Die Hattie-Studie in der Diskussion. Probleme sichtbar machen. Seelze:
Kallmeyer in Verbindung mit Klett Friedrich, S. 10-23.

UNIVERSITÄT INNSBRUCK (2017): Wittgenstein und der Radikale Konstruktivismus. Der Österreich- Konnex In: https://www.uibk.ac.at/medien/wittwel-
ten/ww_kon/witt.html [05.11.2017].

VARELA, Francisco J. (1987): Autonomie und Autopoiese. In: Schmidt, Siegfried
J. (Hrsg.): Der Diskurs des Radikalen Konstruktivismus. Frankfurt am Main:
Suhrkamp Taschenbuch Verlag, S. 119-132.

VARELA, Francisco J./**THOMPSON**, Evan/**ROSCH**, Eleanor (1992): Der Mittlere Weg der Erkenntnis. Der Brückenschlag zwischen wissenschaftlicher Theorie und menschlicher Erfahrung. Die Beziehung zwischen Ich und Welt in der Kognitionswissenschaft. Bern: Scherz.

VARELA, Francisco J. (1992): Ethical Know-How. ACTION, WISDOM, AND COGNITION. Stanford: Stanford University Press.

VARELA, Francisco J. (1998): Wahrnehmung und Gehirn. In: Hayward, Jeremy W./Varela, Francisco J. (Hrsg.): Gewagte Denkwege. Wissenschaftler im Gespräch mit dem Dalai Lama. 2. Aufl., München: Piper, S. 76-93.

VARELA, Francisco J./**PÖRKSEN**, Bernhard (2008): „Wahr ist was funktioniert". In: Pörksen, Bernhard: Die Gewissheit der Ungewissheit. Gespräche zum Konstruktivismus. 2. Aufl., Heidelberg: Carl Auer, S. 112-138.

WAHLMÜLLER-SCHILLER, Christine (2016): Ohne Bildung 4.0 kein Industrie 4.0. In: OCG JOURNAL, Ausgabe 02 – 2016, JG. 41. Wien: Österreichische Computer Gesellschaft, S. 10.

WATZLAWICK, Paul (1977): Die Möglichkeit des Andersseins. Zur Technik der therapeutischen Kommunikation. Bern: Hans Huber.

WATZLAWICK, Paul/**BEAVIN**, Janet H/**JACKSON**, Don D. (2000): Menschliche Kommunikation. Formen Störungen Paradoxien. 10., unveränderte Auflage, Bern: Hans Huber.

WATZLAWICK, Paul/**WEAKLAND**, John H./**FISCH**, Richard (2003): Lösungen. Zur Theorie und Praxis menschlichen Wandels. 6. Aufl., Bern: Hans Huber.

WATZLAWICK, Paul/**PÖRKSEN**, Bernhard (2008): „Wir können von der Wirklichkeit nur wissen, was sie nicht ist". In: Pörksen, Bernhard: Die Gewissheit der Ungewissheit. 2. Aufl. Heidelberg: Carl Auer, S. 211-231.

WATZLAWICK, Paul (2011a): Anleitung zum Unglücklichsein. 19. Auflage. München: Piper.

WATZLAWICK, Paul (2011b): Wie wirklich ist die Wirklichkeit? Wahn, Täuschung, Verstehen. 10 Auflage. München: Piper.

WATZLAWICK, Paul (2015): Wirklichkeitsanpassung oder angepaßte »Wirklichkeit«? Konstruktivismus und Psychotherapie. In: Carl Friedrich von Siemens Stiftung (Hrsg.): Einführung in den Konstruktivismus. 15. Aufl., München: Piper-Verlag GmbH, S. 89-107.

WEIR, Peter (1989): Der Club der toten Dichter. Amazon Prime. USA: Disney.

WEBER, Andreas (2011): Die wiedergefundene Welt. In: Pörksen, Bernhard (Hrsg.): Schlüsselwerke des Konstruktivismus. Wiesbaden: VS Verlag für Sozialwissenschaften, S. 300-318.

WHORF, Benjamin L. (1956): Language, Thougt and Reality. Cambridge: MIT Press.

WILLE, Matthias (2011): Disziplinierung des Denkens. In: Pörksen, Bernhard (Hrsg.): Schlüsselwerke des Konstruktivismus. Wiesbaden: VS Verlag für Sozialwissenschaften, S. 149-163.

WITTGENSTEIN, Ludwig (1999): Philosophische Untersuchungen. In: Ludwig Wittgenstein: Werkausgaben Band 1, Frankfurt am Main: Suhrkamp, S. 231-485, In: http://www.geocities.jp/mickindex/wittgenstein/witt_pu_gm.html [05.11.2017].

WOLF, Ursula (1984): Das Problem des moralischen Sollens. Berlin: de Gruyter.

ZIERER, Klaus (2015): KERNBOTSCHAFTEN AUS JOHN HATTIES VISIBLE LEARNING, 2., überarbeitete Aufl., St. Augustin: Konrad-Adenauer-Stiftung.

Printed in the United States
By Bookmasters